MAL DE PARKINSON
Más cerca de la curación

Mal de PARKINSON
Más cerca de la curación

CAPÍTULO 1

DEFINICIÓN

Trastorno degenerativo del sistema nervioso central

¿Qué es la enfermedad de Parkinson?

La enfermedad de Parkinson es el segundo trastorno neurodegenerativo más común y el trastorno de movimiento más habitual. Las características de la enfermedad son la pérdida progresiva del control muscular, que provoca temblores en las extremidades y la cabeza en reposo, rigidez, lentitud y equilibrio alterado. A medida que los síntomas empeoran, puede ser difícil caminar, hablar y completar tareas simples.
La progresión y el grado de deterioro varían de persona a persona. Muchos enfermos viven largas vidas productivas, mientras que otros se incapacitan mucho más rápidamente.
La muerte prematura generalmente se debe a complicaciones tales como lesiones relacionadas con caídas o neumonía.

Las complicaciones, como las lesiones relacionadas con caídas o la neumonía, pueden causar la muerte prematura. Sin embargo, los estudios de poblaciones con y sin la enfermedad de Parkinson, sugieren que la esperanza de vida para las personas con la enfermedad es casi la misma que la de la población general. La mayoría de las personas que desarrollan la enfermedad tienen 60 años o más. Dado que la expectativa de vida general está aumentando, la cantidad de personas con esta enfermedad aumentará en el futuro.

Cuando se inicia en los adultos es la forma más común, pero puede aparecer de inicio temprano (inicio entre 21-40 años) y de inicio juvenil (aparición antes de los 21 años).

El Dr. Parkinson

Las descripciones de esta enfermedad datan de 5000 a.C. Alrededor de ese tiempo, una antigua civilización india llamó al desorden Kampavata y lo trató con las semillas de una planta que contiene niveles terapéuticos de lo que hoy se conoce como levodopa. La enfermedad recibió su nombre del médico británico James Parkinson, quien en 1817 describió por primera vez el trastorno en detalle como "parálisis temblorosa".

La enfermedad y el mundo social y laboral

Aunque la enfermedad progresa lentamente, finalmente afectará todos los aspectos de la vida, desde los compromisos sociales, el trabajo, hasta las rutinas básicas. Aceptar la pérdida gradual de la independencia puede ser difícil. Pudiera ser que estar bien informado sobre la enfermedad puede reducir la ansiedad sobre lo que viene, aunque el fatalismo puede ser igualmente perjudicial. Muchos grupos de apoyo ofrecen información valiosa para personas con enfermedad de Parkinson y sus familias sobre cómo lidiar con el trastorno. Los grupos locales pueden brindar apoyo emocional y consejos sobre dónde encontrar doctores experimentados, terapeutas e información relacionada. También es muy importante mantenerse en contacto con los profesionales de la salud para controlar la progresión de la enfermedad y ajustar las terapias para mantener la mejor calidad de vida.

Consideraciones previas

El parkinsonismo se refiere a los síntomas de la enfermedad de Parkinson (como movimientos lentos y temblores) que son causados por otra afección.
El parkinsonismo es causado por trastornos cerebrales, lesiones cerebrales o ciertas drogas y toxinas.
Las personas con parkinsonismo tienen temblores que ocurren cuando los músculos están relajados, después hay músculos rígidos, movimientos lentos y problemas para mantener el equilibrio y caminar.
Los médicos intentan identificar la causa del parkinsonismo preguntando sobre las condiciones que se sabe que lo causan y utilizando imágenes del cerebro para buscar una posible causa.
La causa se trata si es posible y se pueden usar medicamentos para aliviar los síntomas, y las medidas generales (como simplificar las tareas diarias) pueden ayudar a las personas a funcionar mejor.
La enfermedad de Parkinson es un trastorno neurodegenerativo, que conduce a un deterioro progresivo de la función motora debido a la pérdida de células cerebrales productoras de dopamina.
La causa de la enfermedad es desconocida, pero los investigadores especulan que los factores genéticos y

ambientales están involucrados. Algunos genes se han relacionado con la enfermedad.

La mayoría de las personas con enfermedad de Parkinson se diagnostican cuando tienen 60 años o más, pero también se presenta la enfermedad en un inicio temprano.

Con el tratamiento adecuado, la mayoría de las personas pueden llevar vidas largas y productivas durante muchos años después del diagnóstico. La esperanza de vida es aproximadamente la misma que la de las personas sin la enfermedad.

CAPÍTULO 2

SOBRE LA DOPAMINA

La Dopamina es un neurotransmisor cerebral que desempeña varias funciones en los seres humanos y otros animales.
Entre algunas de sus funciones más importantes están:

El movimiento correcto
La memoria
El comportamiento
La capacidad de entendimiento y aprendizaje
La atención
La inhibición en la producción de la hormona prolactina
El sueño
El humor

Tanto el exceso como la deficiencia de esta substancia química vital, son la causa de varias enfermedades. El Parkinson y la drogadicción son algunos ejemplos de problemas asociados a niveles anormales de la dopamina.

¿Dónde se produce?

La Dopamina se produce en las neuronas dopaminérgicas en el área tegmental ventral (VTA) del mesencéfalo, la región más cefálica del tronco del encéfalo. Se localiza anterior y superiormente a la protuberancia, estando los límites definidos por el surco interpeduncular.

Por encima se continúa con el diencéfalo del que está separado por la comisura posterior y es atravesado por el acueducto mesencefálico, y el núcleo arqueado del hipotálamo.

La dopamina y el movimiento

Aquella sección del cerebro que comportan los ganglios básicos, regulan el movimiento. Los ganglios básicos a su vez dependen de una determinada cantidad de dopamina para funcionar con máxima eficiencia.
La acción de la dopamina transcurre a través de los receptores de la dopamina D1-5.

La dopamina reduce la influencia de la ruta neuronal indirecta, y aumenta las acciones de la ruta directa dentro de los ganglios básicos. Cuando hay una deficiencia en dopamina en el cerebro, los movimientos pueden ralentizarse y parecer descoordinados.
En contrapartida, si hay un exceso de dopamina, el cerebro manda al cuerpo realizar movimientos innecesarios, tales como tics repetitivos.

El comportamiento y la satisfacción

La dopamina es la substancia química que ocasiona el placer en el cerebro. Su secreción se da durante situaciones agradables y nos estimula a buscar aquella actividad u ocupación agradable.
Esto significa que la comida, el sexo, y varias drogas de las que se puede abusar, son también estimulantes de la secreción de la dopamina en determinadas áreas del cerebro.

Drogadicción

La cocaína y las anfetaminas inhiben la re-absorción de la dopamina. La cocaína compite con la dopamina por asociarse con el transportador de dopamina inhibiendo su absorción, llevando a un aumento de la concentración de la dopamina.

Las anfetaminas aumentan la concentración de dopamina en la separación sináptica, pero por un mecanismo diverso. Por ser similares en estructura a la dopamina, pueden entrar en la neurona pre-sináptica a través de los transportadores de la dopamina.
De esta manera, las anfetaminas entran y fuerzan a las moléculas de la dopamina a salir de sus vesículas de almacenamiento. El resultado es el aumento de la presencia de la dopamina que ocasiona el placer y a una adicción.

La memoria

Los niveles de dopamina en el cerebro, especialmente en la corteza prefrontal, aumentan la capacidad de la memoria a corto plazo. Sin embargo, debe existir un equilibrio y como los niveles aumenten o disminuyan en demasía, la memoria empeorará.

La dopamina y la atención

La dopamina contribuye a la atención y la concentración. Se cree que juega un papel importante en la memoria a corto plazo. Reducidas cifras de dopamina en la corteza prefrontal, pueden contribuir al Trastorno de Déficit de Atención (TDA).

Cognición

La dopamina en los lóbulos frontales del cerebro controla el flujo de información de otras áreas del cerebro y los trastornos en esta sección del cerebro tienden a disminuir las funciones cognitivas, especialmente la memoria, la atención, y la resolución de problemas.
Los receptores D1 y D4 son los responsables de aquellos efectos de la dopamina que intensifican la memoria.
Algunas de las medicaciones antipsicóticas usadas en trastornos como la esquizofrenia actúan como antagonistas de la dopamina.

Regulación de la prolactina

La dopamina es el inhibidor neuroendocrino principal de secreción de la prolactina desde la glándula pituitaria (hipófisis) anterior.
Cuando es producida por las neuronas del núcleo arqueado del hipotálamo se liberan en los vasos sanguíneos hipotálamo-hipofisiarios de la eminencia media que suministran la hipófisis anterior. Esto actúa en las células del lactotropas que producen prolactina, aunque también pueden producir prolactina en ausencia de dopamina.

Funcionamiento social

El receptor inferior D2 se encuentra en gente con ansiedad social o fobia social. Algunas características de la esquizofrenia negativa (repliegue, apatía, anhedonia social) probablemente estén relacionadas con un estado dopaminérgico inferior en ciertas áreas del cerebro.

Las personas que sufren anhedonia se caracterizan por una excesiva y constante incapacidad para sentir placer.

Por otra parte las personas con trastorno bipolar en estados maníacos llegan a ser hiper-sociales, así como hiper-sexuales. Esto se debe a un aumento en los niveles de dopamina. El episodio maníaco se puede reducir mediante los antipsicóticos que bloquean la dopamina.

Niveles y psicosis por la Dopamina

La transmisión anormalmente elevada de dopamina se ha relacionado con la psicosis y la esquizofrenia. Tanto los antipsicóticos típicos como atípicos, actúan en gran parte inhibiendo la dopamina al nivel del receptor.

Procesamiento del dolor

La Dopamina desempeña un papel en el procesamiento del dolor a varios niveles del sistema nervioso central. Esto incluye la médula espinal, la sustancia gris periaduectal (PAG), el tálamo, los ganglios basales, la corteza insular, y la corteza del cingulada, cercana al cuerpo calloso. Los bajos niveles de dopamina se asocian a los síntomas dolorosos que ocurren con frecuencia en la enfermedad de Parkinson.

Náuseas y vómitos

La Dopamina es uno de los neurotransmisores implicados en auto-reflejo de las náuseas y del vómito, acciones recíprocas en la zona del disparador del quimioreceptor. La metoclopramida es un antagonista del receptor de dopamina D2 y previene las náuseas y el vómito.

CAPÍTULO 3

DIAGNÓSTICO

Un diagnóstico temprano y preciso de la enfermedad de Parkinson es importante para desarrollar buenas estrategias de tratamiento para mantener una alta calidad de vida durante el mayor tiempo posible. Sin embargo, no existe una prueba para diagnosticar la enfermedad de Parkinson con certeza (excepto después de que la persona haya fallecido).

Un diagnóstico de la enfermedad de Parkinson, especialmente en la fase temprana, puede ser un desafío debido a las similitudes con los trastornos del movimiento relacionados y otras afecciones con síntomas similares al Parkinson. En ocasiones, se puede diagnosticar erróneamente a las personas que padecen otro trastorno y, a veces, las personas con síntomas parecidos a los de Parkinson pueden ser diagnosticadas de manera incorrecta con la enfermedad de Parkinson. Por lo tanto, es importante volver a evaluar a las personas en la fase temprana de forma regular para descartar otras afecciones que pueden ser responsables de los síntomas. Un neurólogo especializado en trastornos del movimiento podrá realizar el diagnóstico más preciso. Para ello deberá realizar una evaluación inicial basada en la historia clínica, un examen neurológico y los síntomas presentes. Para el historial médico, es importante saber si otros miembros de la familia padecen la enfermedad de Parkinson, qué tipos de medicamentos se tomaron o se están tomando y si en el pasado hubo exposición a toxinas o traumatismos craneales repetidos.

Un examen neurológico puede incluir una evaluación de coordinación, caminar y tareas motoras finas que involucran las manos.

Se han publicado varias pautas para ayudar en el diagnóstico de la enfermedad de Parkinson y entre ellas está la escala de Hoehn y Yahr y la de calificación de la enfermedad de Parkinson unificada. Las pruebas se utilizan para medir la capacidad mental, el comportamiento, el estado de ánimo, las actividades de la vida diaria y la función motora. Pueden ser muy útiles en el diagnóstico inicial, para descartar otros trastornos, así como para controlar la progresión de la enfermedad y realizar ajustes terapéuticos. También se llevan a cabo escáneres cerebrales y otras pruebas de laboratorio, principalmente para detectar otros trastornos que se asemejan a la enfermedad de Parkinson.

El diagnóstico de la enfermedad de Parkinson es más probable si:

Al menos dos de los tres síntomas principales están presentes (temblor en reposo, rigidez muscular y lentitud);
el inicio de los síntomas comenzó en un lado del cuerpo;
los síntomas no se deben a causas secundarias, como medicamentos o derrames cerebrales en el área que controla el movimiento; y
los síntomas se mejoran significativamente con levodopa.

Diagnóstico erróneo

Uno de cada cuatro pacientes con diagnóstico de párkinson en su historia clínica en realidad padece otra enfermedad. Por lo general, el típico temblor de la patología a veces enmascara otras afecciones y por ello, la Sociedad Española de Neurología (SEN) ha dado a conocer los últimos datos sobre la enfermedad. El Día Mundial se celebra el 11 de abril.

Al mismo tiempo, quienes de veras padecen párkinson lo manifiestan con síntomas no motores en su fase temprana. Una realidad que hace que se retrase su diagnóstico y que empeore la calidad de vida del enfermo, que en los primeros años no es mala gracias al efecto de la medicación.

Dentro de los síntomas no motores, el dolor (presente en un 60 por ciento de los pacientes), la fatiga (50 por ciento), la psicosis (50 por ciento), la somnolencia diurna excesiva (entre un 12 por ciento y un 84 por ciento de los pacientes) o el insomnio (55 por ciento), son los más frecuentes. Por ello, es probable que la mitad de los casos de Parkinson diagnosticados estén equivocados.

Estos síntomas no motores son una parte importante del párkinson, llegando a ser tan incapacitantes como los signos motores y afectando gravemente a la calidad de vida del paciente y de sus cuidadores.

CAPÍTULO 4

TRASTORNOS ATÍPICOS

Se refiere a enfermedades progresivas que se presentan con algunos de los signos y síntomas de la enfermedad de Parkinson, pero que generalmente no responden bien al tratamiento farmacológico con levodopa. Están asociados con la acumulación anormal de proteínas dentro de las células cerebrales.

El término se refiere a varias enfermedades, cada una de las cuales afecta a partes particulares del cerebro y muestra un curso característico:

Demencia con cuerpos de Lewy (DLB)

Caracterizada por una acumulación anormal de proteína alfa-sinucleína en las células cerebrales ("sinucleinopatía"). Puede causar cambios en la atención o el estado de alerta durante horas o días, a menudo con largos períodos de sueño (dos horas o más) durante el día. Las alucinaciones visuales, generalmente de animales pequeños o niños, o sombras en movimiento en la periferia del campo visual, son comunes en DLB.

La demencia con las carrocerías de Lewy (DLB), es una enfermedad que lleva a una disminución progresiva en capacidades mentales. Algunos pueden confundir los síntomas de DLB con Parkinson debido a los síntomas comunes de la rigidez del músculo y de los movimientos lentos.

DLB es la segunda causa, después de la enfermedad de Alzheimer, de demencia en los ancianos, y afecta más comúnmente a pacientes de 60 años.

Parálisis supranuclear progresiva (PSP)

Involucra la acumulación de proteína tau ("tauopatía") que afecta los lóbulos frontales, el tronco encefálico, el cerebelo y la sustancia negra. Los pacientes pueden tener dificultades con los movimientos oculares, particularmente al mirar hacia abajo y con el equilibrio, por ejemplo, al bajar escaleras. Las caídas hacia atrás son comunes y pueden ocurrir durante el curso temprano de la enfermedad. La PSP no suele asociarse con temblor, a diferencia de la enfermedad de Parkinson.

Atrofia del sistema múltiple (MSA)

Otra sinucleinopatía afecta el sistema nervioso autónomo, (la parte del sistema nervioso que controla las funciones internas como los latidos del corazón, la presión arterial, la digestión al orinar), la sustancia negra y, en ocasiones, el cerebelo. Puede afectar la función autónoma, con urgencia urinaria, retención e incontinencia, estreñimiento, aturdimiento al estar de pie (ortostasis) y disfunción eréctil significativa de otro modo inexplicable en los hombres.

Los pacientes pueden experimentar cambios de color y temperatura en manos y pies, como enrojecimiento y frío. Cuando MSA afecta el cerebelo, los pacientes pueden tener ataxia, caracterizada por una marcha inestable de base amplia y falta de coordinación en las manos, los pies o ambos.

Síndrome corticobasal (CBS)

Es una tauopatía rara que generalmente afecta un lado del cuerpo más que el otro y dificulta que los pacientes vean y naveguen por el espacio. A menudo aparecen solo en un lado del cuerpo.

Puede ocasionar distonía (postura anormal de las extremidades) y mioclono (sacudidas repentinas). Algunos pacientes pueden tener dificultades con la aritmética simple desde el principio. Los pacientes pueden sufrir una incapacidad para demostrar o reconocer el uso de objetos comunes. Por ejemplo, un paciente con CBS puede no ser capaz de mostrar cómo se usa un martillo para golpear un clavo o cómo una cuchara recoge la comida y la dirige hacia la boca.

Otro síntoma inusual de CBS es el fenómeno de miembro extraño, en el que el paciente experimenta su brazo o pierna como una estructura extraña sobre la cual el paciente no tiene control. Los pacientes pueden tocar repetidamente los botones o las cremalleras de su ropa sin darse cuenta. El fenómeno de la extremidad alienígena puede causar a los pacientes un gran miedo y angustia.

Factores de riesgo

Los trastornos parkinsonianos atípicos actualmente no se consideran genéticos. La mayoría de los casos surgen de causas desconocidas, aunque algunos pueden estar asociados con la exposición a medicamentos a largo plazo o traumas.

Diagnóstico de parkinsonismo atípico

Para diagnosticar un trastorno de Parkinson atípico en un paciente que presenta síntomas, el médico comenzará con un historial completo y un examen neurológico, y determinará el próximo curso de acción si la terapia con medicamentos para la enfermedad de Parkinson no resuelve el problema.

Se pueden usar técnicas de imagen como la tomografía por emisión de positrones (PET), imágenes de resonancia magnética (MRI) o métodos que rastrean el transporte de dopamina en el cerebro (DAT-SPECT).

Tratamiento de parkinsonismo atípico

Si bien la investigación está profundizando la comprensión médica de estos trastornos, los trastornos atípicos de Parkinson son progresivos y aún no existen tratamientos que efectúen una cura.
Las terapias físicas y ocupacionales de apoyo pueden ayudar a los pacientes a sobrellevar sus síntomas, y es particularmente importante maximizar la capacidad del paciente para tragar. Las manifestaciones psiquiátricas y otras manifestaciones específicas de estas enfermedades pueden responder a la medicación.

Parkinsonismo vascular (VP)

El VP fue descrito por primera vez por Critchley en 1929. La presentación clínica de lo que Critchley acuñó el "Parkinsonismo arteriosclerótico" incluía rigidez, caras fijas y pasos cortos como los principales signos clínicos. Las características pseudobulbares, demencia, incontinencia urinaria, signos piramidales o cerebelosos se consideraron características adicionales. Critchley no pudo proporcionar ninguna correlación patológica y, posteriormente, la validez de su concepto se puso en duda hasta que la TC tomografía computarizada), y más tarde la RM (resonancia magnética), estuvieron disponibles. Se identificaron lesiones discretas de la sustancia blanca en el ganglio basal, y difusas en pacientes con parkinsonismo que eran clínicamente diferentes de la EP.

En 1981, Critchley renombró la condición como "pseudoparkinsonismo arteriosclerótico", después de que varios estudios clínicos en los años sesenta y setenta no hubieran mostrado relación entre la arteriosclerosis y la EP. En 1987, Thompson y Marsden describieron 12 casos de enfermedad de Binswanger con hipodensidades simétricas en la sustancia blanca cerebral en la TC, signos parkinsonianos y características de la marcha que se parecían mucho a las de los casos descritos por Critchley.

Llamaron a estos casos como "Parkinsonismo de la mitad inferior". Casi al mismo tiempo, se debatió que la enfermedad de Binswanger no era en realidad una "enfermedad" y que este epónimo que denota hipodensidades simétricas cerebrales de la sustancia blanca en la TC, debería reemplazarse por "leucoaraiosis". En 1989, Fitz-Gerald y Jankovic acuñaron el término "Parkinsonismo de la parte inferior del cuerpo" y más tarde, en 1999, Winikates y Jankovic propusieron los primeros criterios clínicos para el diagnóstico de VP. Sin embargo, se propusieron criterios clínicos más estrictos solo en 2004, después del primer estudio clínico-patológico sobre VP.

El parkinsonismo vascular (VP) es una forma de parkinsonismo secundario resultante de la enfermedad cerebrovascular. Las estimaciones de la frecuencia varían mucho en todo el mundo y en un estudio brasileño basado en la comunidad sobre parkinsonismo, el 15,1% de todos los casos se clasificaron como VP, la tercera forma más común.

La VP suele ser el resultado de factores de riesgo vascular convencionales, particularmente hipertensión, que conducen a infartos estratégicos de núcleos subcorticales de materia gris, lesiones isquémicas difusas de la sustancia blanca y, con menos frecuencia, infartos de grandes vasos. Los pacientes con VP tienden a ser mayores y presentan dificultades para caminar, afectación simétrica predominante de la parte inferior del cuerpo, poca capacidad de respuesta a la levodopa, inestabilidad postural, caídas, deterioro cognitivo y demencia, hallazgos corticoespinales, incontinencia urinaria y parálisis pseudobulbar.

El diagnóstico de VP a menudo es problemático en la práctica clínica diaria, no solo para los neurólogos generales sino también para los especialistas en trastornos del movimiento, y ha seguido siendo un concepto clínico controvertido. El diagnóstico clínico de VP está respaldado por estudios radiológicos que han evolucionado en las últimas dos décadas desde la tomografía computarizada (TC) hasta la resonancia magnética (IRM) y la exploración de CT con transportador de dopamina de emisión de fotón único (DAT-SPECT).

Aunque las características clínicas y radiológicas de VP son ampliamente conocidas, no existe consenso con respecto a su fisiopatología, criterios diagnósticos y tratamiento. Nuestra pretensión al describirla es proporcionar a los médicos una visión sobre los problemas prácticos de VP, una enfermedad potencialmente confundida con demencia vascular (VD), enfermedad de Parkinson idiopática (PD), demencia con cuerpos de Lewy (LBD) y otras causas secundarias de Parkinsonismo.

Se ha informado que VP representa del 2.5% al 5.0% de todos los casos de Parkinsonismo en varios estudios poblacionales y series clínicas. Considerando solo aquellos estudios con imágenes o apoyo patológico para el diagnóstico, se encuentra que del 3% al 6% de todos los casos de pacientes con Parkinsonismo tienen una etiología vascular.
En una encuesta brasileña basada en la comunidad (Estudio Bambuí), encontraron 86 casos de parkinsonismo entre 1.186 participantes (de 64 años o más). La tasa de prevalencia en este grupo fue del 7,2% para todos los tipos de parkinsonismo. Las causas más frecuentes fueron la EP y el parkinsonismo inducido por fármacos (7,9), con tasas de prevalencia del 3,3% (n = 39) y del 2,7% (n = 32), respectivamente.

Deterioro cognitivo y demencia en el parkinsonismo vascular

A diferencia de la EP, el deterioro cognitivo puede ocurrir en VP en la presentación o desarrollarse temprano en el curso de la enfermedad. La demencia en VP es subcortical, que se manifiesta como síndrome disejecutivo con deterioro de la atención, planificación, juicio, comportamiento dirigido a objetivos, pensamiento abstracto, fluidez verbal, en asociación con problemas de comportamiento,

especialmente apatía, que se vuelve más común y grave en las etapas posteriores.
En el estudio Bambuí, ocho de los 13 pacientes VP (61.5%) presentaron el diagnóstico de VD, una característica que fue más frecuente que en los casos de EP.

Tratamiento del parkinsonismo vascular

Generalmente se cree que VP responde deficientemente o no responde al tratamiento con L-dopa.
Los médicos deben tener en cuenta que existe el riesgo de empeoramiento de la confusión, la agitación e incluso la inestabilidad postural. Sin embargo, los casos raros de pacientes con VP debido a una lesión pre-sináptica a menudo tienen una buena respuesta a la levodopa, aunque con la posibilidad de desarrollar complicaciones como fluctuaciones y discinesias.
El alto número de pacientes con VP probablemente está relacionado con factores de riesgo vascular bien establecidos, como el aumento de la edad, hipertensión, accidente cerebrovascular, diabetes, tabaquismo, lo que condujo a infartos estratégicos de los núcleos subcorticales de materia gris, lesiones isquémicas difusas de la sustancia blanca y, con menos frecuencia, infartos de grandes vasos. El enfoque de tratamiento para VP puede ser problemático, y los neurólogos y clínicos deben enfatizar el control de las comorbilidades y los riesgos vasculares, y también involucrar a un equipo multidisciplinario con un fisioterapeuta, logopeda y terapeuta ocupacional, para lograr el mejor rendimiento funcional y calidad de vida para cada paciente.

DWML

Se refiere a las lesiones isquémicas difusas de sustancia blanca (DWML) y, con menos frecuencia, infartos de grandes vasos.

DWML, también conocido como leucoaraiosis, se observa comúnmente en estudios de imágenes en adultos mayores, y puede presentarse como hiperintensidad de señal en estudios de resonancia magnética potenciada en T2.

Los DWML asociados con la edad están asociados con problemas de equilibrio, movilidad y déficits cognitivos en personas mayores sanas. Los estudios de imagen in vivo muestran que las DWML están presentes en 30-55% de los pacientes con EP.

CAPÍTULO 5

FÁRMACOS CONOCIDOS POR PRODUCIR PARKINSONISMO

Nombre genérico	Nombre comercial	Clase farmacológica
amitriptilina	Elavil*	antidepresivo
amitriptilina y clordiazepoxida	Limbitrol*	aantipsicótico, antidepresivo
amitriptilina y perfenazina	Triavil*	aantipsicótico, antidepresivo
amlodipino	Norvasc	antihipertensivo
amoxapina	Asendin	antidepresivo
aripiprazol	Abilify**	antipsicótico
bupropión	Wellbutrin**	antidepresivo
bupropión	Zyban**	ddeshabituación al tabaquismo
buspirona	Buspar**	sedante
clorpromazina	Thorazine**	antipsicótico
ciclosporina	Neoral, Sandimmune	inmunosupresor
deserpidina y meticlotiazida	Enduronyl	antihipertensivo
desipramina	Norpramin	antidepresivo
diltiazem	Cardizem, Dilacor Xr, Tiazac	antihipertensivo
doxepina	Sinequan**	antidepresivo
fluoxetina	Prozac, Serafem**	antidepresivo
flufenazina	Prolixin**	antipsicótico

fluvoxamina	Luvox**	antidepresivo
haloperidol	Haldol**	antipsicótico
imipramina	Tofranil	antidepresivo
kava-kava		suplemento dietético
levotiroxina	Levo-T, Novothyrox, Synthroid, Thyro-Tabs, Unithroid	hormona tiroidea
litio	Eskalith, Lithonate**	fármaco para la manía
maprotilina	Ludiomil**	antidepresivo
medroxiprogesterona	Depo-Provera	anticonceptivo
metildopa	Aldomet	aagente antiadrenérgico central
metoclopramida	Reglan**	antinauseoso
nortriptilina	Aventyl	antidepresivo
octreotide	Sandostatin	hormona, fármaco para el cáncer
olanzapina	Zyprexa**	antipsicótico
paroxetina	Paxil, Pexeva**	antidepresivo
pregabalina	Lyrica†(2012)	antiepiléptico
proclorperazina	Compazine**	antinauseoso
reserpina	Serpasil	antipsicótico, antihipertensivo
reserpina y clorotiazida	Chloroserpine, Diupres	antihipertensivo
reserpina y clortalidona	Demi-Regroton,	antihipertensivo

	Regroton	
reserpina, hidralazina y hidroclorotiazida	Ser-Ap-Es	antihipertensivo
reserpina y hidroclorotiazida	Hydropres, Hydroserpine	antihipertensivo
reserpina y hidroflumetiazida	Salutensin	antihipertensivo
risperidona	Risperdal**	antipsicótico
sertralina	Zoloft**	antidepresivo
tamoxifeno	Nolvadex**	antiestrógenos
talidomida	Thalomid	inmunomodulador
tioridazina	Mellaril*	antipsicótico
tiotixeno	Navane**	antipsicótico
trazodona	Desyrel**	antidepresivo
trufluoperazina	Stelazine**	antipsicótico
valproato	Depakene	antiepiléptico, antimaníaco
verapamilo	Calan Sr, Calan, Covera-Hs, Isoptin Sr, Isoptin, Verelan	antihipertensivo
ziprasidona	Geodon, Zeldox*	antipsicótico

Diagnóstico diferencial

Parkinsonismo

Bradicinesia (lentitud de inicio del movimiento voluntario con reducción progresiva en la velocidad y amplitud de las acciones repetitivas en las extremidades superiores o inferiores, incluida la presencia de una longitud reducida del paso) y al menos uno de los siguientes: temblor de reposo, rigidez muscular o inestabilidad postural no causado por disfunción primaria visual, vestibular, cerebelosa o propioceptiva.

Enfermedad cerebrovascular

Definido por la evidencia de enfermedad cerebrovascular relevante en las imágenes del cerebro (CT o MRI) o la presencia de signos o síntomas focales que son consistentes con un accidente cerebrovascular.

Relación entre los dos trastornos anteriores

En la práctica: inicio progresivo agudo o retardado con infartos en o cerca de áreas que pueden aumentar la producción motora de los ganglios basales (GPe o sustancia negra compacta) o disminuir el impulso talamocortical directamente (VL del tálamo, infarto de lóbulo frontal grande). El parkinsonismo al inicio consiste en un síndrome rígido bradicinético contralateral o marcha aleatoria, dentro de 1 año después de un accidente cerebrovascular (VPa). Inicio insidioso de Parkinsonismo con extensas lesiones de sustancia blanca subcortical, síntomas bilaterales en el inicio y la presencia de marcha temprana arrastrando los pies o disfunción cognitiva temprana (VPi).

Criterios de exclusión para VP

Antecedentes de lesiones repetidas en la cabeza, encefalitis definitiva, tratamiento neuroléptico al inicio de los síntomas, presencia de tumor cerebral o hidrocefalia comunicante en tomografía computarizada o resonancia magnética, u otra explicación alternativa para el parkinsonismo.

CAPÍTULO 6

CAUSAS

¿Quién está en riesgo de padecer la enfermedad de Parkinson?

La edad –más de 60 años- es el mayor factor de riesgo para el desarrollo y la progresión de la enfermedad de Parkinson.
Los hombres se ven afectados aproximadamente 1.5 a 2 veces más a menudo que las mujeres.
Un pequeño número de personas tiene un mayor riesgo debido a un historial familiar del trastorno.
Los traumatismos en la cabeza, o la exposición a toxinas ambientales como pesticidas y herbicidas, pueden ser un factor de riesgo.

¿Qué genes están relacionados con la enfermedad de Parkinson?

En la mayoría de los individuos, la enfermedad de Parkinson es idiopática, lo que significa que surge esporádicamente sin causa conocida. Sin embargo, algunas personas diagnosticadas con Parkinson también tienen familiares con la enfermedad. Mediante el estudio de las familias con la enfermedad de Parkinson hereditaria, los científicos han identificado varios genes que están asociados con el trastorno. Estudiar estos genes ayuda a comprender la causa de la enfermedad de Parkinson y puede conducir a nuevas terapias.

Hasta ahora, se han identificado cinco genes que están definitivamente asociados con la enfermedad de Parkinson:

SNCA (sinucleína, componente alfa no A4 del precursor amiloide):
SNCA produce la proteína alfa-sinucleína. En las células cerebrales de las personas con enfermedad de Parkinson, esta proteína se agrega en grupos llamados cuerpos de Lewy. Las mutaciones en el gen SNCA se encuentran en la enfermedad de Parkinson de inicio temprano.

PARK2 (enfermedad de Parkinson autosómica recesiva, juvenil 2):
Las mutaciones del gen PARK2 se encuentran principalmente en individuos con enfermedad de Parkinson juvenil. Parkin normalmente ayuda a las células a descomponerse y reciclar las proteínas.

PARK7 (enfermedad de Parkinson autosómica recesiva, inicio temprano:
Las mutaciones PARK7 se encuentran en la enfermedad de Parkinson de inicio temprano. El gen PARK7 produce la proteína DJ-1, que puede proteger a las células del estrés oxidativo.

PINK1 (supuesta quinasa 1 inducida por PTEN):
Las mutaciones de este gen se encuentran en la enfermedad de Parkinson de inicio temprano. La función exacta de la proteína hecha por PINK1 no se conoce, pero puede proteger las estructuras dentro de la célula llamadas mitocondrias del estrés.

LRRK2:
Produce la proteína dardarina. Las mutaciones en el gen LRRK2 se han relacionado con la aparición tardía de la enfermedad de Parkinson.

SNCAIP y UCHL1:
Varias otras regiones cromosómicas y los genes GBA (glucosidasa beta ácido), SNCAIP (proteína que interactúa con la sinucleína alfa) y UCHL1 (ubiquitina carboxilo terminal esterasa L1) también pueden estar relacionados con la enfermedad de Parkinson.

¿Qué causa la enfermedad de Parkinson?

Una sustancia llamada dopamina actúa como un mensajero entre dos áreas del cerebro, la sustancia negra y el cuerpo estriado, para producir movimientos suaves y controlados. La mayoría de los síntomas relacionados con el movimiento de la enfermedad de Parkinson son causados por la falta de dopamina debido a la pérdida de células productoras de dopamina en la sustancia negra. Cuando la cantidad de dopamina es demasiado baja, la comunicación entre la sustancia negra y el cuerpo estriado se vuelve ineficaz y el movimiento se deteriora; cuanto mayor es la pérdida de dopamina, peor son los síntomas relacionados con el movimiento. Otras células en el cerebro también degeneran en cierto grado y pueden contribuir a síntomas no relacionados con el movimiento de la enfermedad de Parkinson.

Aunque es bien sabido que la falta de dopamina causa los síntomas motores de la enfermedad de Parkinson, no está claro por qué las células cerebrales productoras de dopamina se deterioran.

Los estudios genéticos y patológicos han revelado que varios procesos celulares disfuncionales, la inflamación y el estrés pueden contribuir al daño celular. Además, grupos anormales llamados cuerpos de Lewy, que contienen la proteína alfa-sinucleína, se encuentran en muchas células cerebrales de individuos con la enfermedad de Parkinson. La función de estos grupos con respecto a la enfermedad de Parkinson no se comprende. En general, los científicos sospechan que la pérdida de dopamina se debe a una combinación de factores genéticos y ambientales.

Otras condiciones

Diversas condiciones pueden causar parkinsonismo:

Encefalitis viral, incluida la encefalitis del virus del Nilo Occidental y una rara inflamación cerebral que sigue a una infección similar a la gripe.
Trastornos degenerativos, como la enfermedad de Alzheimer, atrofia multisistémica, degeneración ganglionar corticobasal, demencia frontotemporal y parálisis supranuclear progresiva.
Trastornos cerebrales estructurales, como tumores cerebrales y accidentes cerebrovasculares.
Lesión en la cabeza, particularmente la lesión repetida que ocurre en el boxeo o emborrachando a una persona.
Enfermedad de Wilson (principalmente en jóvenes).
Medicamentos, especialmente metoclopramida y proclorperazina (utilizados para aliviar las náuseas) y antipsicóticos.
Toxinas, como manganeso, monóxido de carbono y metanol.

Otras causas más comunes

Uso de drogas que bloquean la acción de la dopamina. Ciertas drogas y toxinas interfieren o bloquean la acción de la dopamina y otros mensajeros químicos que ayudan a las células nerviosas a comunicarse entre sí (neurotransmisores). Por ejemplo, los medicamentos antipsicóticos, utilizados para tratar la paranoia y la esquizofrenia, bloquean la acción de la dopamina. La dopamina es un neurotransmisor clave en los ganglios basales (conjuntos de células nerviosas ubicadas en las profundidades del cerebro), que ayudan a suavizar los movimientos musculares.
El uso de la sustancia MPTP (que se produjo por primera vez accidentalmente cuando los usuarios de drogas ilícitas intentaron sintetizar la meperidina opioide) puede causar parkinsonismo repentino, severo e irreversible en los jóvenes.

¿Quién contrae la enfermedad de Parkinson?

La edad es el mayor factor de riesgo para el desarrollo y la progresión de la enfermedad de Parkinson. La mayoría de las personas que desarrollan la enfermedad de Parkinson tienen más de 60 años de edad.
Los hombres se ven afectados aproximadamente 1.5 a 2 veces más a menudo que las mujeres.
Un pequeño número de personas tiene un mayor riesgo debido a un historial familiar del trastorno.
Un trauma en la cabeza, una enfermedad o la exposición a toxinas ambientales como pesticidas y herbicidas, pueden ser un factor de riesgo.

Varias son las causas contempladas para explicar esta enfermedad y entre ellas tenemos los accidentes cardiovasculares, las intoxicaciones y las encefalitis. Mucho más habituales son las generadas por medicamentos como los neurolépticos, la reserpina, y los derivados de la cinarizina. También ocurre como consecuencia de una intoxicación por CO_2, exceso de manganeso, consumo de heroína, hidrocefalia o tumores.

¿Qué causa la enfermedad?

Sabemos que la dopamina actúa como un mensajero entre dos áreas del cerebro, la sustancia negra y el cuerpo estriado, para producir movimientos suaves y controlados. La mayoría de los síntomas relacionados con el movimiento de la enfermedad de Parkinson son causados por la falta de dopamina debido a la pérdida de células productoras de dopamina en la sustancia negra.
Cuando la cantidad de dopamina es demasiado baja, la comunicación entre la sustancia negra y el cuerpo estriado se vuelve ineficaz y el movimiento se deteriora; cuanto mayor es la pérdida de dopamina, peor son los síntomas relacionados con el movimiento. Otras células en el cerebro también degeneran en cierto grado y pueden contribuir a síntomas no relacionados con el movimiento.

Aunque es bien sabido que la falta de dopamina causa los síntomas motores de la enfermedad de Parkinson, no está claro por qué las células cerebrales productoras de dopamina se deterioran. Los estudios genéticos y patológicos han revelado que varios procesos celulares disfuncionales, la inflamación y el estrés pueden contribuir al daño celular. Además, grupos anormales llamados cuerpos de Lewy, que contienen la proteína alfa-sinucleína, se encuentran en muchas células cerebrales de individuos con la enfermedad de Parkinson. La función de estos grupos en relación con la enfermedad de Parkinson no se comprende. En general, los científicos sospechan que la pérdida de dopamina se debe a una combinación de factores genéticos y ambientales.

CAPÍTULO 7

DIAGNÓSTICO

¿Qué otras afecciones se parecen a la enfermedad de Parkinson?

En sus primeras etapas, la enfermedad de Parkinson puede parecerse a una serie de otras afecciones con síntomas parecidos. Estas afecciones incluyen atrofia multisistemica, parálisis supranuclear progresiva, degeneración corticobasal, demencia con cuerpos de Lewy, apoplejía, encefalitis (inflamación del cerebro) y traumatismo craneoencefálico.

La enfermedad de Alzheimer y la esclerosis lateral primaria, también se pueden confundir con la enfermedad de Parkinson. Otras afecciones similares incluyen temblor esencial, temblor distónico, Parkinsonismo vascular y Parkinsonismo inducido por fármacos.

¿Hay alguna prueba para diagnosticar la enfermedad de Parkinson?

Un diagnóstico temprano y preciso de la enfermedad de Parkinson es importante para desarrollar buenas estrategias de tratamiento para mantener una alta calidad de vida durante el mayor tiempo posible. Sin embargo, no existe una prueba para diagnosticar la enfermedad de Parkinson con certeza (excepto después de que la persona haya fallecido). Un diagnóstico de la enfermedad de Parkinson, especialmente en la fase temprana, puede ser un desafío debido a las similitudes con los trastornos del movimiento relacionados y otras afecciones con síntomas similares al Parkinson. En ocasiones, se puede diagnosticar erróneamente a las personas que padecen otro trastorno y, a veces, las personas con síntomas parecidos a los de Parkinson pueden ser diagnosticadas de manera incorrecta con la enfermedad de Parkinson. Por lo tanto, es importante volver a evaluar a las personas en la fase temprana de forma regular para descartar otras afecciones que pueden ser responsables de los síntomas.

Un neurólogo especializado en trastornos del movimiento podrá realizar el diagnóstico más preciso. Se realiza una evaluación inicial basada en la historia clínica, un examen neurológico y los síntomas presentes. Para el historial médico, es importante saber si otros miembros de la familia tienen la enfermedad de Parkinson, qué tipos de medicamentos se han tomado o se están tomando y si hubo exposición a toxinas o traumatismo craneoencefálico repetido anteriormente. Un examen neurológico puede incluir una evaluación de coordinación, caminar y tareas motoras finas que involucran las manos.

Se han publicado varias pautas para ayudar en el diagnóstico de la enfermedad de Parkinson. Estos incluyen la escala de Hoehn y Yahr y la escala de calificación de la enfermedad de Parkinson unificada. Las pruebas se utilizan para medir la capacidad mental, el comportamiento, el estado de ánimo, las actividades de la vida diaria y la función motora. Pueden ser muy útiles en el diagnóstico inicial, para descartar otros trastornos, así como para controlar la progresión de la enfermedad y realizar ajustes terapéuticos. También se llevan a cabo escáneres cerebrales y otras pruebas de laboratorio, principalmente para detectar otros trastornos que se asemejan a la enfermedad de Parkinson.

El diagnóstico de la enfermedad de Parkinson es más probable si:

al menos dos de los tres síntomas principales están presentes (temblor en reposo, rigidez muscular y lentitud);
el inicio de los síntomas comenzó en un lado del cuerpo;
los síntomas no se deben a causas secundarias, como medicamentos o derrames cerebrales en el área que controla el movimiento; y
los síntomas se mejoran significativamente con la levodopa.

Diagnóstico

La evaluación de un médico sobre los trastornos previos, la exposición a toxinas y el uso de medicamentos que podrían causar parkinsonismo.
Por lo general, imágenes del cerebro como la tomografía computarizada (TC) o las imágenes de resonancia magnética (IRM), generalmente se realizan para buscar un trastorno estructural que pueda estar causando los síntomas.

Si el diagnóstico no está claro, los médicos pueden administrarle a la persona levodopa (un medicamento utilizado para tratar la enfermedad de Parkinson) para descartar la enfermedad de Parkinson. Si el medicamento produce una clara mejoría, la enfermedad de Parkinson es la causa probable.

Factores de riesgo

La investigación sugiere que los hombres de entre 50 y 60 años tienen más probabilidades de desarrollar Parkinson.

Susceptibilidad genética:
Los estudios ahora han identificado varias mutaciones genéticas que pueden poner a alguien en mayor riesgo. También se ha descubierto que la enfermedad de Parkinson es hereditaria, y tener un hermano o padre aumenta el riesgo de alguien.

Daño al área del cerebro llamada "sustancia negra", que produce células cerebrales responsables de producir dopamina.

Toxicidad y exposición a productos químicos, incluidos los pesticidas presentes en los productos agrícolas no orgánicos.
Vivir en una zona rural y beber agua de pozo que podría contener sustancias químicas es otro factor de riesgo ambiental.

Dieta deficiente, deficiencias de nutrientes, alergias a los alimentos y un estilo de vida poco saludable.

Desequilibrios hormonales y otras afecciones médicas que afectan la salud cognitiva y aumentan la inflamación.

Signos

Los cuatro signos y síntomas más comunes de la enfermedad de Parkinson incluyen:

Temblor:
Generalmente se presenta en los brazos, la mandíbula, las piernas y la cara.

Rigidez:
La mayoría de los pacientes experimentan rigidez en el centro del cuerpo (área del tronco) así como en sus brazos y piernas.

Bradicinesia:
Este es el término para la lentitud de movimiento. Algunos pacientes hacen una pausa o se congelan cuando se mueven sin poder volver a empezar, y otros comienzan a moverse cuando intentan caminar.

Inestabilidad postural (mala postura):
Esto produce pérdida de fuerza, pérdida de equilibrio y problemas para mover los músculos o coordinar las partes del cuerpo.

Otros síntomas que también pueden ocurrir, que a menudo afectan el estado de ánimo y otras conductas de alguien incluyen:

Depresión
Fatiga
Problemas urinarios
Problemas para hablar o comer normalmente
Problemas digestivos, incluido estreñimiento
Problemas para dormir
Problemas de la piel
Cambios de voz
Disfunción sexual

SÍNTOMAS PRIMARIOS

¿Cuáles son los síntomas de la enfermedad de Parkinson?

Los síntomas principales de la enfermedad de Parkinson están relacionados con la función motora voluntaria e involuntaria y generalmente comienzan en un lado del cuerpo. Los síntomas son leves al principio y progresarán con el tiempo. Algunas personas se ven más afectadas que otras. Los estudios han demostrado que cuando aparecen los síntomas primarios, las personas con la enfermedad de Parkinson habrán perdido del 60% al 80% o más de las células productoras de dopamina en el cerebro.

Los **síntomas motores** característicos incluyen los siguientes:

Temblores:
Temblores en los dedos, las manos, los brazos, los pies, las piernas, la mandíbula o la cabeza, con mayor frecuencia mientras el individuo descansa, pero no mientras está involucrado en una tarea. Pueden empeorar cuando un individuo está excitado, cansado o estresado.

Rigidez:
Rigidez de las extremidades y el tronco, que puede aumentar durante el movimiento. La rigidez puede producir dolores musculares. La pérdida de movimientos finos de la mano puede llevar a la escritura cursiva (micrografía) y puede dificultar la alimentación.

Bradicinesia:
Lentitud del movimiento voluntario. Con el tiempo, puede ser difícil iniciar el movimiento y completar el movimiento. La bradicinesia junto con la rigidez también pueden afectar los músculos faciales y dar como resultado una apariencia inexpresiva, "similar a una máscara".

Inestabilidad postural:
Los reflejos dañados o perdidos pueden dificultar el ajuste de la postura para mantener el equilibrio. La inestabilidad postural puede provocar caídas.

Forma de andar parkinsoniana:
Las personas con enfermedad de Parkinson más progresiva desarrollan una caminata distintiva con una posición encorvada y una oscilación del brazo disminuida o ausente. Puede ser difícil comenzar a caminar y dar vueltas. Las personas pueden congelarse a mitad de camino y parecen caerse al caminar.

Los **síntomas primarios** incluyen:
Temblor,
rigidez,
lentitud,
equilibrio deteriorado,
y más tarde, en un modo de andar arrastrando los pies.

Los **síntomas principales** de la enfermedad de Parkinson están relacionados con la función motora voluntaria e involuntaria y generalmente comienzan en un lado del cuerpo. Aunque los síntomas son leves al principio, progresarán con el tiempo. Algunas personas se ven más afectadas que otras, pero los estudios han demostrado que para cuando aparecen los síntomas primarios, las personas con la enfermedad de Parkinson habrán perdido del 60% al 80% o más de las células productoras de dopamina en el cerebro.

Síntomas excluyentes

Algunos síntomas pueden indicar que la causa no es la enfermedad de Parkinson e incluyen:

Pérdida de memoria prominente que ocurre durante el primer año del trastorno (que indica demencia).

Síntomas de parkinsonismo en un solo lado del cuerpo (a menudo debido a ciertos tumores cerebrales o degeneración ganglionar corticobasal).

Presión arterial baja, dificultad para tragar, estreñimiento y problemas urinarios (a veces debido a la atrofia del sistema múltiple).

Caídas y confinamiento a una silla de ruedas dentro de los primeros meses o años de un trastorno.

Anormalidades en los movimientos oculares.

Alucinaciones y problemas visuales-espaciales (como dificultad para encontrar habitaciones en casa o estacionar un automóvil) que se desarrollan temprano en el trastorno.

Síntomas que no disminuyen en respuesta al tratamiento con levodopa:
Incapacidad para expresar o comprender el lenguaje hablado o escrito (afasia)

Incapacidad para realizar tareas simples y calificadas (apraxia)
Incapacidad para asociar objetos con su función o función habitual (agnosia) debido a la degeneración ganglionar corticobasal.
En la degeneración ganglionar corticobasal, la corteza cerebral (la parte del cerebro que contiene la mayoría de las células nerviosas) y los ganglios basales se deterioran progresivamente. Los síntomas generalmente comienzan después de los 60 años. Las personas quedan inmóviles después de aproximadamente 5 años, y la muerte generalmente ocurre después de aproximadamente 10 años.

Síntomas secundarios

Si bien los síntomas principales de la enfermedad de Parkinson están relacionados con el movimiento, la pérdida progresiva del control muscular y el daño continuo al cerebro pueden provocar síntomas secundarios. Estos varían en severidad, y no todos los individuos los experimentarán a todos.

Algunos de los síntomas secundarios incluyen:

Ansiedad, inseguridad y estrés
Demencia, confusión pérdida de la memoria (más común en personas mayores)
Estreñimiento
Depresión
Dificultad para tragar y salivación excesiva
Disminución del sentido del olfato
Aumento de la sudoración
Disfunción eréctil
Problemas de la piel

Habla más lenta, más silenciosa y voz monótona
Frecuencia urinaria / urgencia

Etapas

Existen varios sistemas de estadificación para la enfermedad dependiendo de la organización que trata e investiga la enfermedad. La The Parkinson's Foundations establece cinco etapas:

Etapa 1.
Los síntomas son leves y no interfieren con la calidad de vida de la persona. Los síntomas leves (temblores y / o síntomas de movimiento como balancearse el brazo mientras camina) no interfieren con las actividades diarias y ocurren en un lado del cuerpo.

Etapa 2.
Los síntomas empeoran con problemas para caminar y ambos lados del cuerpo se ven afectados. Las actividades diarias se vuelven más difíciles y tardan más en completarse.

Etapa 3.
Los síntomas principales empeoran con la pérdida de equilibrio y la lentitud del movimiento. Se considera una enfermedad de Parkinson en etapa intermedia. El individuo pierde el equilibrio, se mueve más lentamente y las caídas son comunes. Los síntomas perjudican las actividades diarias, por ejemplo, vestirse, comer y cepillarse los dientes.

Etapa 4.
La gravedad de los síntomas requiere ayuda por lo general, la persona no puede vivir sola. Los síntomas

se vuelven severos y la persona necesita ayuda para caminar y realizar las actividades diarias.

Etapa 5.
El cuidador es necesario para todas las actividades. El individuo puede no poder pararse o caminar, y puede estar postrado en cama, y tener alucinaciones y delirios.
Es la etapa más avanzada de la enfermedad. El individuo no puede caminar y necesitará asistencia a tiempo completo para vivir.

Los investigadores pueden estar en desacuerdo sobre el número de etapas de la enfermedad de Parkinson (rango de 3-5 etapas), sin embargo, todos coinciden en que la enfermedad es progresiva con síntomas que generalmente ocurren en una etapa y pueden superponerse u ocurrir en otra etapa. El aumento de la etapa en el valor numérico para todos los sistemas de nombres de etapas refleja la gravedad cada vez mayor de la enfermedad.

PRONÓSTICO

La gravedad de los síntomas de la enfermedad de Parkinson varía mucho de individuo a individuo y no es posible predecir qué tan rápido progresará el trastorno, aunque en sí misma no es una enfermedad mortal, y la expectativa de vida promedio es similar a la de las personas sin la enfermedad. Esto es importante decírselo al enfermo. Las complicaciones secundarias, como la neumonía, las lesiones relacionadas con caídas y la asfixia pueden provocar la muerte.

Existen muchas opciones de tratamiento que pueden reducir algunos de los síntomas y pueden prolongar la calidad de vida de una persona con la enfermedad de Parkinson.

Prevención

Los científicos actualmente creen que la enfermedad de Parkinson se desencadena a través de una combinación compleja de susceptibilidad genética y exposición a factores ambientales como toxinas, enfermedades y traumas. Debido a que no se conocen las causas exactas, la enfermedad de Parkinson no se puede prevenir actualmente.

Investigaciones

No hay pruebas confirmatorias disponibles, el diagnóstico se realiza comúnmente por motivos clínicos. Las siguientes investigaciones pueden ayudar en el diagnóstico:

1. Tomografía computarizada
2. Imagen de resonancia magnética
3. Tomografía por emisión de positrones (PET)
4. Prueba de desafío de drogas Levadopa

Diagnóstico diferencial

1. Parkinson inducido por drogas
2. Depresión
3. Temblor esencial
4. Presión normal hidrocefálica
5. Hipoxia cerebral
6. Envenenamiento por monóxido de carbono

CAPÍTULO 8

TRATAMIENTO

Tratamiento convencional

Actualmente no existe un tratamiento definitivo para curar la enfermedad de Parkinson, aunque hay varias terapias disponibles para retrasar el inicio de los síntomas motores y mejorar los síntomas motores. Todas estas terapias están diseñadas para aumentar la cantidad de dopamina en el cerebro, ya sea reemplazando la dopamina, imitando la dopamina o prolongando el efecto de la dopamina al inhibir su descomposición. Los estudios han demostrado que la terapia temprana en la etapa no motora puede retrasar la aparición de los síntomas motores, extendiendo así la calidad de vida.

La terapia más efectiva para la enfermedad de Parkinson es la levodopa, que se convierte en dopamina en el cerebro. Sin embargo, dado que el tratamiento a largo plazo con levodopa puede ocasionar efectos secundarios desagradables (una respuesta más corta a cada dosis, calambres dolorosos y movimientos involuntarios), su uso a menudo se retrasa hasta que la alteración motora es más grave. La levodopa se receta con frecuencia junto con carbidopa, que evita que la levodopa se descomponga antes de que llegue al cerebro. El co-tratamiento con carbidopa permite una menor dosis de levodopa, lo que reduce los efectos secundarios.

En las primeras etapas de la enfermedad de Parkinson, las sustancias que imitan la acción de la dopamina (agonistas de la dopamina) y las sustancias que reducen la descomposición de la dopamina (inhibidores de la monoaminooxidasa tipo B (MAO-B), pueden ser muy eficaces para aliviar los síntomas motores. Los efectos secundarios desagradables de estas preparaciones son bastante comunes, incluida la hinchazón causada por la acumulación de líquido en los tejidos del cuerpo, somnolencia, estreñimiento, mareos, alucinaciones y náuseas.

Para algunas personas con síntomas motores avanzados y prácticamente inmanejables, la cirugía puede ser una opción. En la estimulación profunda (DBS), el cirujano implanta electrodos para estimular las áreas del cerebro involucradas en el movimiento. En otro tipo de cirugía, se destruyen áreas específicas en el cerebro que causan los síntomas de Parkinson.

Un enfoque alternativo que se ha explorado, es el uso de células productoras de dopamina derivadas de células madre. Si bien la terapia con células madre tiene un gran potencial, se requiere más investigación antes de que dichas células puedan tener un valor terapéutico en el tratamiento de la enfermedad de Parkinson.

Además de los medicamentos y la cirugía, los cambios generales en el estilo de vida (descanso y ejercicio), la fisioterapia, la terapia ocupacional y la terapia del habla pueden ser beneficiosas.

Pronóstico

Actualmente no existe un tratamiento convencional para curar la enfermedad de Parkinson, aunque la medicina natural aporta alguna esperanza.

Sabemos que:

Hay que tratar la causa si es posible.
A veces, los medicamentos pueden ayudar a aliviar los síntomas.
Poner medidas generales, como mantenerse lo más activo posible.
Hay que tratar la causa del parkinsonismo si es posible. Si la causa es un medicamento, suspenderlo puede curar el trastorno. Los síntomas pueden disminuir o desaparecer si se puede tratar el trastorno subyacente.
Los medicamentos utilizados para tratar la enfermedad de Parkinson (como la levodopa) a menudo no son efectivos en personas con parkinsonismo, pero a veces pueden producir una mejora modesta.
Si un medicamento antipsicótico está causando molestos síntomas parkinsonianos y es necesario tomar un medicamento antipsicótico indefinidamente, los médicos pueden sustituirlo por otro antipsicótico si es posible. Sin embargo, si el medicamento no se puede cambiar, la amantadina o un medicamento con efectos anticolinérgicos, como la benztropina, pueden aliviar los síntomas.
Son útiles las mismas medidas generales utilizadas para ayudar a las personas con enfermedad de Parkinson a mantener la movilidad y la independencia.
Por ejemplo, las personas deberían:

Permanecer lo más activo posible
Simplificar las tareas diarias
Usar dispositivos de asistencia según sea necesario
Tomar medidas para hacer que el hogar sea seguro (como quitar las alfombras para evitar tropiezos)

Los fisioterapeutas y los terapeutas ocupacionales, pueden ayudar a las personas a implementar estas medidas.
La buena nutrición también es importante.

Tratamiento con morfina

"A la edad de 84 años mi madre inició el temblor digital clásico de la enfermedad de Parkinson idiopática (EPI) que fue su molestia principal durante cuatro años, pues la lentitud y rigidez progresivas eran moderadas y no le impedían moverse. Una crisis emocional agravó el curso clínico y comenzó la terapia con levodopa-carbidopa en pequeñas dosis. Esta medicación le permitía movilidad diurna con ayuda y su administración nocturna dormir.
Un artículo de Matsubara sobre la excreción de grandes cantidades de codeína y la parte proporcional de morfina por las personas a quienes administraron levodopa, me bastó para aceptar la existencia de síntesis endógena de morfina en el ser humano y ligarla automáticamente con el sueño profundo y reparador que lograba mi madre en la noche.
Mi madre presentaba muchos otros signos y síntomas de los que afectan a los parkinsonianos y menguaban progresiva e inexorablemente su vitalidad: alteración del sueño, lentitud y tropiezos al andar con pasos cortos, depresión ante su enfermedad, seborrea, respiración superficial, babeo, dificultad al deglutir, incrementada por una esofagitis de reflujo, estreñimiento acentuado por la dieta blanda y de poco residuo. La excelente supervisión neurológica y de rehabilitación junto con enfermería y fisioterapia en su propio entorno, hicieron menos agobiante su

enfermedad hasta la rápida bronconeumonía terminal después de diez años de curso clínico".

Diferenciación

Los parkinsonismos producidos mediante tóxicos (MPTP, 6-hidroxidopamina, monóxido de carbono) que simulan la EPI (enfermedad de parkinson ideopática) no son equiparables pues "el Parkinsonismo Tóxico bajo ninguna circunstancia se relaciona con la enfermedad de Parkinson o Parkinson Idiopático" y su uso para el diseño de medicamentos que prevengan el progreso de la enfermedad, ha llevado a un callejón sin salida ante la falta de efecto para modificar el curso clínico en humanos.

Los parkinsonismos traumáticos de boxeadores a quienes golpearon abusivamente el rostro y los resultantes de la encefalitis letárgica sin ser casos de EPI, se evitan simplemente con la ilegalización del boxeo y la prevención de dicha encefalitis.

Más allá de lo que "se postula como probable etiología", la EPI es casi con plena seguridad una autointoxicación. Se admite que el fallo neuroquímico que determina los signos motores más graves de la EPI es la bajísima producción de dopamina en el encéfalo y en particular las neuronas de la sustancia negra debida a la disminución extrema en la actividad de una ortofenolasa la tirosinhidroxilasa (TH) que forma levodopa a partir de la tirosina. Lo anterior explica la excelente respuesta inicial a la levodopa, pero estamos convencidos de que el metabolismo secundario de la dopamina, que lleva a la formación de codeína y oripavina precursores directos de la morfina en Papaver somniferum L y en los animales, está también alterado.

La administración dosificada de metionina agravó en forma perceptible clínicamente a los enfermos a quienes les fue administrada, aunque DiRocco describió un efecto antidepresivo con S-adenosilmetionina (SAM) sin reportar deterioro en los signos de 13 pacientes parkinsonianos.

La hiperespecialización, y más particularmente en el área de la neuropsiquiatría, lleva en ocasiones a pasar por alto signos de enfermedad fuera del área propia del especialista; es así como Hoehn y Yahr estimaban en un 4 % la presencia de depresión en sus casos de EPI y 12 % en los de parkinsonismos postencefalíticos. En la actualidad las cifras varían según los autores entre el 20 % y el 40 % de depresión en la EPI.

El grupo de Kerala en la India no detectó morfina en la sangre de enfermos con EPI y otros análisis de morfina en parkinsonianos se han hecho cuando ya estaban en tratamiento y la levodopa aumenta los niveles de morfina como se puede deducir de los resultados de Matsubara. Ese autor considera que la N-metilación, en particular de carbolinas, derivadas del anillo indol proveniente del triptófano, serían agentes causales endógenos.

Por lo tanto es urgente establecer cuáles son los niveles normales de morfina en la sangre humana y compararlos con los de parkinsonianos en etapas iniciales. Para tomar la muestra de sangre se debe establecer primero los factores dietéticos que determinan la gran excreción en relación con la resultante de una dieta líquida de sustitución y hacerlo teniendo en cuenta el horario normal de sueño de la persona, pues Horak encontró a nivel de laboratorio variaciones amplias de los niveles de morfina en órganos a la mañana o a la tarde. Igualmente, para establecer qué parte de la morfina proviene del encéfalo, deben desarrollarse pruebas dando previamente un inhibidor de la dopadecarboxilasa que no atraviese la barrera hematoencefálica (carbidopa, benserazida, etc.) y una segunda prueba dando el anterior y una cantidad bien dosificada de levodopa. Estudios para correlacionar los niveles de morfina en la sangre con el genoma, podrían indicar las bases genéticas de la alteración en su síntesis.

Se admite que el deterioro de las neuronas del SN se presenta y va aumentando muchos años antes de aparecer signos clínicos de la EPI; en este período se deberían instaurar medidas preventivas que permitan un mayor control voluntario de la motricidad, dirigidas a una mejor relajación muscular, caminar con dinámica adecuada segura, un refuerzo de todos los grupos musculares extensores y en particular los de la columna vertebral y de los brazos, la mayor bilateralización y coordinación posible.

Se debería estudiar el efecto de dietas con cantidad adecuada de metionina y de aminoácidos aromáticos pero sin exceso de ellos y medidas antidepresivas de tipo estrictamente psicológico preferiblemente en grupo para mejorar la respuesta anímica frente a la EPI.
El hallazgo de morfina en líneas tumorales humanas in vitro y su aumento en el líquido cefalorraquídeo de enfermos con metástasis tumorales meníngeas, abre un gran área de investigación para establecer qué relación tiene la producción de morfina en tumores malignos, con la baja respuesta inmunitaria y la falta

de dolor en la mayoría de ellos antes de propagarse a sitios muy sensibles. Otra incógnita que se abre es si los tumores que producen morfina excretarían parte de ella a la sangre y en caso tal a qué nivel estaría. Los tumores más llamativos para este tipo de estudio serían los adenocarcinomas mamarios, teniendo en cuenta la excreción de morfina en la leche.

Finalmente, debe estudiarse cómo afecta la morfina exógena la síntesis endógena. Los morfinómanos alteran a tal punto su propia producción y generan tal cantidad de síntomas y signos molestos, que los llevan a depender de dosis masivas externas para aliviarlos y llegan a cualquier extremo para obtenerlas. El enorme costo social del narcotráfico se podría ir reduciendo a medida que los estudios sobre la biosíntesis de la morfina en el hombre dieran resultados aplicables a eliminar en la práctica el síndrome de abstinencia.

Medicación

Aunque no son la única opción, los medicamentos farmacéuticos se pueden usar para ayudar a estabilizar el estado de ánimo del paciente con Parkinson y mejorar el control motor.

Se pueden clasificar en tres categorías generales:

Tratamientos sintomáticos:

Estos incluyen productos farmacéuticos como levodopa (L-dopa), Inosina y Carbidopa, que aumentan la producción de dopamina en el cerebro. Las drogas menos comunes que a veces se usan para controlar los síntomas incluyen bromocriptie, pramipexol y ropinirol.

Tratamientos de neuroprotección:

Pueden incluir cirugías como la estimulación cerebral profunda (DBS) o la extirpación de tejido.

Estrategias basadas en la curación:

Aún se están investigando y son el futuro de los tratamientos para el Parkinson. Las últimas investigaciones muestran que los tratamientos naturales para el Parkinson, que se describen a continuación, pueden ayudar mucho a reducir el riesgo de una persona y también a mejorar la calidad de vida en pacientes con Parkinson.

Cirugía

Cuando la enfermedad de Parkinson ha avanzado de tal manera que ya no se puede gestionar el uso de suplementos y medicamentos, quedan dos opciones:

La primera la cirugía, la ablación, que desconecta áreas del cerebro responsables del movimiento muscular. Esta cirugía destructiva alivia la rigidez, la bradicinesia (disminución en la velocidad de los movimientos), y los temblores, aliviando al menos al 90% de los pacientes, pero es unilateral.

Las complicaciones quirúrgicas incluyen infarto cerebral, dificultad para tragar, deterioro cognitivo, y defectos del campo visual. Por lo tanto, la cirugía ablativa está indicada sólo en pacientes con una larga historia de temblor que de otro modo no puede ser controlado.

Estimulación eléctrica

La segunda opción, la estimulación profunda del cerebro, consiste en colocar un electrodo en el tálamo con una conexión a un generador de impulsos implantado en el pecho. La estimulación cerebral profunda regula el movimiento muscular. Sus ventajas son que es reversible y no impedirá el beneficio de los recursos futuros; sus desventajas incluyen su costo, la incomodidad, el riesgo de infección, y la necesidad de reemplazo.

El futuro

Se están evaluando constantemente nuevos fármacos para la enfermedad de Parkinson. Entre los ensayos clínicos en curso en los Institutos Nacionales de Salud son los relacionados con el deterioro cognitivo, depresión y trastornos del sueño. Un nuevo parche transdérmico podría proporcionar suministro de algún fármaco más controlado de modo que los problemas de sobredosificación pueden ser evitados.

La información relacionada con cuerpos de Lewy (estructuras anormales que se encuentran en ciertas áreas del cerebro) y el glutatión, puede llegar a ser importante para el desarrollo de un marcador de alerta temprana para la enfermedad de Parkinson. Los pacientes con cuerpos de Lewy incidentales no tienen síntomas de Parkinson, pero se cree que tienen la enfermedad de Parkinson temprana. Estos mismos pacientes han reducido los niveles de glutatión, así que tal vez esta combinación dará lugar a una prueba que puede identificar a las personas con mayor riesgo.

La investigación adicional en la importancia de los factores tróficos puede tener un impacto importante en el tratamiento de la enfermedad de Parkinson. Estos factores, tales como el factor neurotrófico derivado de la glía y el factor neurotrófico derivado del cerebro, son importantes para la protección de las neuronas y la nutrición. Antes de que puedan ser utilizados clínicamente, sin embargo, las cuestiones relativas a su dispensación a regiones específicas del cerebro, dosis y la selección del factor deben ser resueltas.

Como con cualquier queja neurológica, la estimulación suave introducida mediante la estimulación eléctrica craneal (CES) o unidades de estimulación magnética transcraneal (TCMS), puede mantener circuitos abiertos y mitigar los síntomas de desconexión del motor.

Por último, dos tratamientos altamente experimentales de la enfermedad de Parkinson, ahora bajo investigación, consisten en trasplantar injertos de tejido adrenal, de fetos o de otras especies, en el SNC para promover la producción de dopamina, y terapias génicas para mantener la integridad de las membranas celulares y las mitocondrias. Las células madre que reemplazarían las neuronas productoras de dopamina ofrecen una gran promesa.

CAPÍTULO 9

CURAS NATURALES Y TRATAMIENTOS ALTERNATIVOS

Lo que a continuación vamos a describir no debe suponer nunca un abandono de la terapia convencional, aunque estemos seguros que no logrará curar la enfermedad. Pretendemos ampliar los conocimientos del médico en cuanto a las terapias sostenidas por una amplia aplicación en el mundo entero, incluso antes de que la enfermedad adquiriera nombre propio.
El médico, finalmente, decidirá la terapia a emplear.

REMEDIOS NO QUÍMICOS CONTRA LA ENFERMEDAD DE PARKINSON

Enfoques naturales

En la actualidad, hay fácilmente disponibles alternativas naturales frente a muchos de los procesos de muerte celular relacionados con la enfermedad de Parkinson y que han mostrado resultados dramáticos. Tales enfoques son particularmente eficaces en las primeras etapas de la enfermedad, cuando los síntomas aparecen por primera vez, pero las drogas aún no están indicadas. Por otra parte, los suplementos naturales son bien tolerados, sin los efectos secundarios asociados con los medicamentos recetados.

¿Qué hace a la medicina herbal única en el tratamiento de las enfermedades? La inocuidad es el principal factor, pero no menos importante es su efecto, no limitado a la enfermedad, sino al organismo en su conjunto. El mayor problema en el tratamiento herbal es que se pierda tiempo por no elegir el adecuado, nada más. Los medicamentos a base de plantas deben ser prescritos basándose en los síntomas que la persona presenta, en lugar de por el nombre de la enfermedad, muchas veces superficial o erróneo. Los medicamentos a base de plantas son muy eficaces en el alivio de los síntomas de los pacientes, ya que actúan en sinergia con el mecanismo del propio cuerpo para curarse y restaurar el equilibrio.

Lo bueno de las plantas medicinales es que su compleja composición elimina el potencial tóxico, tal y como ocurre cuando se extrae un principio activo y se asegura que se trata de un producto natural. Los cientos de elementos que componen una planta es lo que proporciona su eficacia, y no la presencia de uno solo de sus elementos.
La medicina herbaria se ha desarrollado para trabajar en armonía con los procesos normales del cuerpo en vez de hacerse bloquearlos o suplirlos. Debido a esto, las hierbas medicinales pueden tomarse durante períodos más largos de tiempo sin los efectos secundarios que a menudo experimentan con las drogas.

Un estudio en 2016 realizado por investigadores de la Universidad de Saskatchewan encontró una forma posible de detener la progresión del Parkinson. Los investigadores crearon compuestos químicos a base de cafeína, que también contienen nicotina, metformina y aminoindan, que evitaron el mal plegamiento de la alfa-sinucleína, una proteína necesaria para la regulación de la dopamina. Sabemos que cuando se trata de la efectividad de los medicamentos y las drogas tradicionales, con frecuencia los síntomas del Parkinson dejarán de responder. Es por eso que es muy importante tomar medidas adicionales para frenar la progresión de los síntomas, idealmente en las primeras etapas de la enfermedad. A continuación, aprenderá acerca de las formas naturales de ayudar a hacer esto, incluidos los remedios contra el Parkinson, como una dieta antiinflamatoria y el ejercicio, que pueden mejorar de manera efectiva esta complicada afección.

Cada paciente con Parkinson es diferente, por lo que es común experimentar diferentes niveles de síntomas diferentes. Por esta razón, algunos pacientes responden mejor a ciertos tratamientos naturales que otros.

5 PASOS DE TRATAMIENTOS NATURALES

Paso 1:
Los mejores alimentos

Es importante que los pacientes con Parkinson ingieran alimentos integrales, una dieta rica en nutrientes que incluya mucha fruta orgánica fresca, vegetales y carnes de alta calidad. La eliminación de alimentos procesados y aquellos que contienen conservantes, ingredientes sintéticos y otros productos químicos, también es muy beneficioso.

Para mejorar esta condición, comience con una dieta saludable para la enfermedad de Parkinson que incluya los siguientes alimentos:

Alimentos crudos:
Las frutas y verduras crudas proporcionan antioxidantes para ayudar a reducir el daño de los radicales libres y reducir la inflamación.

Alimentos ricos en fibra:
El estreñimiento es común entre los pacientes de Parkinson, así que asegúrese de comer mucha fibra y también mantenerse adecuadamente hidratado para ayudar a mejorar las funciones intestinales.

Grasas saludables:
El consumo de grasas saludables puede ayudar a la salud neurológica y ayudar a prevenir el empeoramiento del estado de ánimo. Agregue alimentos como pescado silvestre, aguacate, coco, mantequilla pasteurizada y nueces o semillas germinadas como nueces y lino.

Aceites prensados en frío:
El aceite de oliva utilizado como aderezo para ensaladas puede proporcionar vitamina E esencial, que actúa como antioxidante. El aceite de coco y aceite de palma también son aceites beneficiosos para incluir en su dieta, ya que tienen efectos antiinflamatorios. Aunque puedan contener grasas saturadas, su composición global es adecuada.

Alimentos Omega 3:
El aumento de la ingesta de omega-3 puede ayudar a elevar los niveles de dopamina y reducir la inflamación. Concéntrese en consumir mariscos

silvestres varias veces por semana, además de incluir nueces y semillas en su dieta.

Jugos de vegetales frescos:
Estos ayudan a proporcionar vitaminas y minerales esenciales. El jugo fresco también es hidratante y puede ayudar con el estreñimiento.

Proteínas:
Se ha demostrado que mantener los niveles moderados de proteínas a lo largo del día, ayuda a reducir los síntomas del Parkinson.

Té verde:
El té verde contiene antioxidantes polifenólicos que ayudan a combatir los radicales libres. También contiene teanina, que eleva los niveles de dopamina en el cerebro. Pruebe beber tres tazas al día para cosechar la mayor cantidad de beneficios.

Gluten:
Hay personas que se benefician de eliminarlos de la dieta.

Paso 2:
Alimentos que se deben evitar

Demasiada proteína:
La reducción del consumo de proteínas puede mejorar los síntomas del Parkinson.
Alimentos procesados:
Las toxinas y los aditivos encontrados en estos alimentos pueden empeorar el Parkinson. La eliminación de estos desde una edad temprana

también es un paso preventivo que reduce el riesgo de otras enfermedades relacionadas con la edad.

Edulcorantes artificiales y azúcar agregado:
Estos se consideran tóxicos y pueden empeorar los síntomas de Parkinson.

Alcohol:
Puede alterar el funcionamiento neurológico y contribuir a cambios de humor o complicaciones.

Cualquier posible alérgeno alimentario:
Las alergias alimentarias pueden agravar los síntomas del Parkinson al empeorar la salud y la inflamación del intestino. Comience por limitar los alérgenos comunes que incluyen gluten, productos lácteos, mariscos y cacahuetes.

Paso 3:
Suplementos y aceites esenciales

Coenzima Q10 (1.200 miligramos diarios):
Un poderoso antioxidante que puede ayudar a retrasar la progresión de la enfermedad de Parkinson. Los estudios han demostrado que niveles muy bajos de coenzima Q10 en el cerebro y la sangre de pacientes con Parkinson.

Las mitocondrias son responsables de la producción de energía para nuestras células, pero durante la producción se crea un subproducto de electrones adicionales.

Cuando estos electrones escapan de la célula, se forman radicales libres que son responsables del daño oxidativo del cerebro y están relacionados con problemas cognitivos. Para combatir el daño, cada célula del cuerpo contiene un poderoso antioxidante llamado coenzima Q10, pero las personas con altos niveles de daño oxidativo pueden permitirse consumir aún más. El ubiquinol es algo más activo.

Vitamina C (750 miligramos 4 veces al día):
Puede usarse como antioxidante para prevenir el daño de los radicales libres. También es compatible con una fuerte función inmune. Debe unirse a un flavonoide.

Vitamina E (400 UI diarias):
Un antioxidante importante que ayuda al cerebro.
Suplemento en polvo de vegetales verdes:
Asegúrese de que la fórmula incluya espirulina, chlorella o pasto de trigo para proporcionar minerales esenciales y ayudar con la desintoxicación.

Aceite de pescado Omega-3 (1.000 miligramos diarios):
Ayuda a reducir la inflamación y a la salud neurológica.

Vitamina D:
Para mantener la salud ósea, asegúrese de que su dieta incluya mucho calcio y vitamina D. Las personas mayores de 50 años deben consumir 1.500 miligramos de calcio al día junto con al menos 800 UI de vitamina D (del sol, alimentos y suplementos).

Aceites esenciales:
El uso de aceites esenciales puede reducir y calmar efectivamente algunos de los síntomas asociados con la enfermedad de Parkinson, como la depresión, problemas para dormir, inflamación de la piel y problemas digestivos.
Se ha demostrado que el Helichrysum y el aceite de incienso reducen la inflamación del cerebro, y se ha descubierto que el aceite de vetiver reduce los temblores. Frote 2 gotas de incienso, helicriso y aceite

de vetiver en las sienes y el cuello 2 veces al día o ponga 2 gotas de incienso en el paladar.

Etapa 4:
Ejercicios y otros remedios de movimiento

La Escuela de Medicina de la Universidad de Washington informa que el ejercicio es la vanguardia del tratamiento contra el Parkinson. Mientras que las personas con Parkinson no siempre son capaces de ejercitarse como lo hicieron antes de la enfermedad, los estudios han encontrado que la mayoría puede retener la capacidad de participar en muchas formas de ejercicio al igual que los sujetos de la misma edad sin la enfermedad. En aquellos que podrían estar en riesgo de tener Parkinson pero aún no han desarrollado síntomas, la investigación sugiere que "el ejercicio de la mediana edad reduce significativamente el riesgo posterior de demencia y otras deficiencias cognitivas leves".
Numerosos estudios ahora muestran que el ejercicio parece tener muchos mecanismos antiinflamatorios, antidepresivos y neuroprotectores que mejoran la salud cognitiva. Los estudios en animales han revelado muchos efectos protectores relacionados con el ejercicio, incluyendo reducciones en las neurotoxinas dopaminérgicas, factores neurotróficos cerebrales mejorados y neuroplasticidad mejorada.

1. Moverse con precaución
El Parkinson puede alterar el sentido de equilibrio de alguien y dificultar caminar con un modo de andar normal. Aquí hay consejos que pueden hacer que el movimiento sea más seguro y un poco más fácil:

Trate de no moverse demasiado rápido, y considere usar un bastón o dispositivo de apoyo cuando sea necesario.

Cuando esté caminando, trate de asegurarse de que el talón toque el suelo primero e impulse el movimiento empleando los dedos.

Si se encuentra arrastrando los pies, deténgase y ajuste la postura.

Mire hacia adelante mientras camina, no hacia el suelo. Al darse la vuelta, resista la tendencia a pivotar a sus pies. En cambio, haga un giro en U.

Intente evitar inclinarse o alcanzar y mantener el centro de gravedad sobre los pies.

2. Estiramiento para prevenir los músculos rígidos
El ejercicio suave y el estiramiento facilitan las tareas diarias. También pueden ayudar a reducir la rigidez, el dolor y el dolor.

Esta es una secuencia simple de cuatro pasos que puede hacer diariamente para mantenerse suelto y evitar espasmos musculares o dolor:

Póngase a ocho pulgadas de una pared y extienda los brazos hacia arriba. Coloque sus manos en la pared para mantener el equilibrio y estire los brazos y la espalda.

Luego, de la vuelta y coloque la espalda contra la pared para mantener el equilibrio. Marche suavemente en su lugar, levantando las rodillas lo más alto posible.

Sentado en una silla, coloque los brazos detrás de la silla, llevando los hombros hacia atrás tanto como sea posible. Levante la cabeza hacia el techo mientras se estira.

Desde la silla, pise los pies hacia arriba y hacia abajo mientras bombea los brazos hacia adelante y hacia atrás a los lados.

3. Practique ejercicios de mente y cuerpo como el Tai Chi

El Tai chi es el arte marcial chino del movimiento lento y rítmico. La investigación realizada por el Departamento de Medicina de Rehabilitación del Hospital West China muestra que en pacientes con Parkinson, el Tai Chi es ideal para mantener la fuerza y el equilibrio, reducir el riesgo de caídas y también puede ayudar a aliviar la ansiedad o la depresión.

Recomendada desde hace tiempo como una forma para que las personas mayores permanezcan activas y en forma, la investigación ahora sugiere que puede ayudar a controlar los síntomas del Parkinson al mejorar el rango de movimiento, el equilibrio y el enfoque. Se recomienda una hora de Tai Chi dos veces por semana para ayudar con la estabilidad, la coordinación y tareas como caminar.

4. Aeróbicos acuáticos

Los problemas de equilibrio, la pérdida de masa muscular, la disminución de la fuerza y la rigidez, pueden dificultar los ejercicios tradicionales. Los aeróbicos acuáticos pueden tener los mismos beneficios que otros tipos de ejercicios convencionales sin el riesgo de caídas.

Un estudio publicado en el Journal of Physical Therapy Science mostró que los adultos mayores que participaron en deportes acuáticos tuvieron aumentos significativos en la fuerza de las piernas, mejor recuperación del equilibrio después de las caídas, mejoras significativas en los patrones de la marcha y menor riesgo de futuras lesiones por caídas.

Asegúrese de usar el extremo poco profundo de la piscina para evitar accidentes, y trate de que un amigo venga para una motivación y apoyo adicionales. Unirse a una clase grupal podría ser beneficioso para el apoyo emocional y la motivación adicional.

5. Acupuntura

La medicina oriental a menudo puede ser menospreciada en Occidente, pero algunos científicos argumentan que vale la pena mirar más de cerca el tratamiento de los trastornos cognitivos y las enfermedades relacionadas con el estado de ánimo. Según el Grupo de Investigación de Enfermedades Neurodegenerativas del King's College en Londres, investigaciones recientes han demostrado que la acupuntura puede aliviar los síntomas del Parkinson al generar una respuesta neuronal en áreas del cerebro que se ven particularmente afectadas por la inflamación, como el putamen y el tálamo.

La acupuntura se ha utilizado durante siglos para ayudar a reducir el dolor, la ansiedad, el insomnio y la rigidez. Ahora se sugiere que incluso puede ayudar a retrasar la muerte y el estrés oxidativo que causa daño a las neuronas dopaminérgicas en la sustancia negra.

Precauciones

Los tratamientos naturales mencionados anteriormente no pueden garantizar que alguien esté protegido contra el Parkinson o controlar todos los síntomas de la enfermedad en todos los pacientes. Desafortunadamente, debido a la imprevisibilidad de los síntomas de la enfermedad de Parkinson, a menudo hace que la enfermedad sea difícil de diagnosticar y tratar en muchos casos.

Si comienza a notar cambios graduales en el control del movimiento y estados de ánimo, sería aconsejable hablar con un médico acerca de los síntomas, especialmente los trastornos cognitivos que afectan a la familia.

Se recomienda considerar la realización de pruebas si experimenta cambios tales como pérdida de olfato, vista, agarre, estabilidad o la capacidad de ir al baño y caminar normalmente.

¿Qué causa la enfermedad?

Algunos profesionales médicos insisten en que la causa principal de la enfermedad de Parkinson es la genética, lo que no es cierto. Hay médicos que, cuando no logran curar una enfermedad, alegan que es genética y nada se puede hacer contra ello. Un doble error, pues ni es genética, ni resulta imposible cambiar el comportamiento génico.

La epigenética lo tiene claro: lo importante no es el gen, sino su expresión y en ello interviene el entorno que rodea al gen.

Ninguna evidencia ha demostrado que el Parkinson se herede en las familias.

La creencia más firme, particularmente en el campo de la salud natural, es que el Parkinson es un estilo de vida y una enfermedad ambiental. La inflamación y la acumulación de toxinas y metales pesados en el cuerpo —incluso otros metales-, especialmente el cerebro y el sistema nervioso, se considera la causa número uno.

Lo saludable que se esté ahora, el estilo de vida y los hábitos alimenticios en el pasado, es otro factor importante. Pero lo que es realmente bueno sobre el estilo de vida y los factores ambientales que son la principal causa del Parkinson, es que estos pueden revertirse, y lo interesante es que una vez que estos factores se revierten, el cuerpo comienza a sanar y regenerarse. Y puesto que ahora hemos confirmado que las células nerviosas siguen regenerándose, los síntomas de la enfermedad de Parkinson se reducen en gran medida, y en muchos casos, incluso se eliminan por completo.

Estreñimiento y Enfermedad de Parkinson

La salud intestinal y el cerebro están estrechamente conectados. Un sin número de estudios han profundizado en el rol de las bacterias intestinales dentro del funcionamiento del eje intestinal-cerebral, y cómo benefician a la salud mental y psicológica. Por ejemplo, cada vez más se reconoce que la ansiedad, depresión -y otros trastornos del estado de ánimo- en parte, se encuentran relacionados con una microbioma desequilibrada. Esta interconexión también podría aclarar por qué el estreñimiento crónico está relacionado con una enfermedad neurológica como el Parkinson.
En un reciente estudio en ratones, se descubrió que las proteínas implicadas en la enfermedad viajaron desde el intestino hasta el cerebro, a lo largo de varias semanas. Estos descubrimientos sugieren que, en algunos casos, la enfermedad de Parkinson podría tener sus orígenes en el intestino.
La alfa-sinucleína sintética -una proteína que se acumula en el cerebro de las personas que padecen Parkinson- fue inyectada en el estómago y los intestinos de los ratones. Después de siete días, se observaron aglomeraciones de alfa-sinucleína en los intestinos de los animales.

Estas aglomeraciones alcanzaron sus máximos niveles después de 21 días. Para entonces, también se observaron cúmulos de alfa-sinucleína en el nervio vago, que conecta el intestino con el cerebro, tal y como señaló Science News: "Sesenta días después de las inyecciones, la alfa-sinucleína se había acumulado en el mesencéfalo, una región llena de células nerviosas que producen la sustancia química mensajera, la dopamina. Estas son las células nerviosas que mueren en las personas que padecen Parkinson.

Un segundo estudio sugiere que después de llegar al cerebro, la alfa-sinucleína se propaga, en parte, gracias a las células cerebrales llamadas astrocitos. Los experimentos celulares en las cajas de petri mostraron que los astrocitos podrían almacenar y difundir la alfa-sinucleína entre las células. A medida que las aglomeraciones de alfa-sinucleína se arrastraban lentamente hacia el cerebro, los ratones comenzaron a exhibir problemas de movimiento e intestinales. Los ratones se parecían, en muchos aspectos, a otros ratones con mutaciones que causan síntomas parecidos al Parkinson..."

La pregunta es, ¿qué es lo que ocasiona que la alfa-sinucleína se acumule en el intestino? Nadie lo sabe con seguridad, pero las teorías incluyen:

Presencia de bacterias que producen curli -un compuesto que provoca una acumulación de alfa-sinucleína.
Exposición a plaguicidas
Reflujo ácido
Inflamación crónica

Alimentos que alivian el estreñimiento

Tomar un laxante podría ser una opción tentadora. Sin embargo, al hacerlo simplemente podría exacerbar el problema, ya que es posible que utilizar un laxante crónico cause dependencia y con el tiempo el peristaltismo se ralentiza.

En vez de ello, la mejor opción es mejorar su alimentación. Los alimentos procesados contribuyen al estreñimiento en un sin número de formas, por lo que podría funcionar intercambiarlos por alimentos enteros y frescos.

Generalmente, los alimentos procesados no solamente tienen un bajo contenido de fibra, también tienden a tener elevados niveles de azúcares y granos que alimentan las bacterias intestinales perjudiciales. También, debería añadir una mayor cantidad de alimentos específicos, conocidos por aliviar el estreñimiento.

Aquí hay 10 de los mejores tratamientos naturales y remedios caseros para la enfermedad de Parkinson que se han descubierto.

Esta enfermedad degenerativa del sistema nervioso causa la pérdida de las habilidades motoras y el movimiento intencional. Cuando alguien tiene Parkinson, la parte del cerebro que controla los movimientos musculares y la función del estado de ánimo, no reciben suficiente sustancia química de dopamina, algo crucial. Sin suficiente dopamina, los movimientos corporales, las habilidades de aprendizaje y los niveles de humor se ven afectados severamente. Las funciones llamadas "normales" como hablar, escribir, tragar, caminar y dormir se vuelven difíciles de realizar. Estos desafíos, combinados con una disminución de los niveles de humor, son la causa de que muchos pacientes con Parkinson sufran de depresión.

La enfermedad de Parkinson, o PD, para abreviar, es una enfermedad terrible e increíblemente debilitante. Realmente ha salido a primer plano y llamó la atención de la gente desde que el conocido actor, Michael J. Fox, fue diagnosticado por primera vez con la enfermedad y se hizo público acerca de su lucha. Más de un millón de personas en los Estados Unidos padecen la enfermedad de Parkinson, e increíblemente, 1 de cada 90 personas tiene la enfermedad y ni siquiera lo saben.

Esta enfermedad neurodegenerativa y crónica afecta en España a unas 120.000-150.000 personas. Como indica la Sociedad Española de Neurología, el Parkinson es la segunda patología neurodegenerativa más frecuente, después del Alzheimer, y también es, tras el Alzheimer, el segundo diagnóstico neurológico más frecuente entre los mayores de 65 años -el 70% de las personas diagnosticadas de Parkinson en nuestro país tienen más de 65 años.

Los síntomas generalmente comienzan lentamente, a veces empezando con un simple leve movimiento de la mano. Pero con el tiempo, y a medida que avanza la enfermedad, también pueden ocurrir temblores más violentos y otros problemas tales como movimientos lentos, rigidez muscular, problemas de postura y equilibrio, junto con una pérdida de movimientos automáticos y cambios en el habla y la escritura.

Le recordamos que en las primeras etapas, los 10 signos más comunes de Parkinson son...

Temblores
Pérdida de olfato
Problemas para caminar y rigidez

Dificultad para dormir o revolcarse en la cama
Voz suave o baja
Cara enmascarada -miradas en blanco y sin parpadear
Mareos o desmayos
Agacharse o encorvarse
Depresión

Aunque existen tratamientos convencionales (médicos) para la enfermedad de Parkinson, la mayoría de los que los padecen dicen que los efectos secundarios de estos medicamentos son tan graves que prefieren soportar los temblores incontrolables y otros síntomas en lugar de someterse a los horribles efectos de estas drogas.

Un tratamiento médico más radical para el Parkinson es algo llamado estimulación cerebral profunda (DBS), donde los electrodos se insertan en una parte específica del cerebro y los impulsos son controlados por un generador ajustable implantado en el pecho. Este procedimiento utiliza la estimulación eléctrica para controlar las señales en los circuitos neuronales hacia y desde ciertas áreas del cerebro. Aunque mejora los síntomas de la enfermedad de Parkinson, no es una cura, y la cirugía puede ser un procedimiento bastante arriesgado.

¿Qué novedades tenemos ahora?

a) Aumentar los niveles naturales de dopamina (luego veremos cómo)

b) Desintoxicar el cuerpo de todos los metales pesados y contaminantes, incluido el hierro (oxidable y oxidativo).

c) Reducir los procesos inflamatorios en el cuerpo, especialmente el cerebro (la cúrcuma sería uno de los elementos clave).

d) Reparar las vías neuronales.

Cannabis / Marihuana medicinal

Históricamente, la marihuana fue utilizada como medicina botánica desde los siglos XIX y XX. En la actualidad, la declaración de que la marihuana posiblemente sea una panacea, es sustentada por numerosos estudios que acreditan su potencial curativo gracias a su contenido de cannabidiol.
Los canabinoides interactúan con el cuerpo a través de los receptores de cannabinoides de origen natural que son integrados en las membranas celulares alrededor del cuerpo. Hay receptores cannabinoides cerebrales, pulmonares, hepáticos, renales y en el sistema inmunológico. Tanto las propiedades terapéuticas como las psicoactivas de la marihuana, ocurren cuando un cannabinoide activa a un receptor de cannabinoides.

Todavía hay investigaciones en curso que estudian el impacto en la salud, pero hasta la fecha, se sabe que los receptores cannabinoides desempeñan un importante papel en muchos procesos corporales, incluyendo la regulación metabólica, dolor, ansiedad, desarrollo óseo y función inmunológica.
Hay algunos informes anecdóticos positivos de la respuesta terapéutica al cannabis en el síndrome de Tourette, la distonía y la discinesia tardía. El uso en el síndrome de Tourette se está investigando actualmente en estudios clínicos. Muchos pacientes logran una mejora modesta, sin embargo, algunos muestran una respuesta considerable o incluso un control completo de los síntomas. En algunos pacientes con EM (esclerosis múltiple), se han

observado beneficios en la ataxia y la reducción del temblor después de la administración de THC.

A pesar de los informes positivos ocasionales, no se ha encontrado un éxito objetivo en el parkinsonismo o la enfermedad de Huntington. Sin embargo, los productos de cannabis pueden ser útiles en la discinesia inducida por levodopa en la enfermedad de Parkinson sin empeorar los síntomas primarios.
Estudios recientes en Israel muestran que fumar marihuana reduce notablemente los dolores y temblores, y mejora el sueño de los pacientes con enfermedad de Parkinson. Lo que impresionó de la investigación fue la mejora de las habilidades motoras finas entre los pacientes. Por ello, la marihuana medicinal recetada por los médicos, se empieza ahora a considerar un tratamiento adecuado para la enfermedad de Parkinson. Los informes aseguran que puede hacer que un paciente con Parkinson aquejado de temblores violentos e incontrolables, puede verlos controlados a los 30-40 minutos de autoadministrarse un poco de cannabis.
El caso de Taylor French, un paciente de Parkinson, nos describe cómo tuvo una notable transformación cuando ingería lo que él llama "extracto vegetal nutricional" (cannabis). Este enfermo tiene una forma avanzada de Parkinson y normalmente está confinado a una silla de ruedas con uso limitado de su cuerpo debido a músculos rígidos (parálisis muscular). Según su testimonio, después de ingerir cannabis puede caminar, e increíblemente, en su video, ¡incluso se sube a su auto y conduce por el camino!

Otra persona, Elyse de Francia, también cuenta la historia de su esposo sufriente por el Parkinson, y el momento en que decidió sofocar sus angustias dándole por la mañana un poco de manteca de cannabis. "A los 45 minutos de comer una tostada con marihuana, dejó de temblar. Fue entonces cuando supe que tenía algo que aliviaría su dolor y sufrimiento, porque es horrible, horrible, tener la enfermedad de Parkinson y no tener ningún alivio. Siento que esto es algo que ayuda a tantas personas con el dolor y el sufrimiento".

Efectos del cannabis en la enfermedad de Parkinson

Aunque el lector así lo crea, dar cannabis a pacientes con EP no es nada nuevo. Los doctores estaban haciendo esto en el siglo XIX, dando tinturas de cannabis a los enfermos de Parkinson para ayudar a aliviar sus temblores, con bastante éxito según informes. Por supuesto, todo esto se detuvo una vez que la marihuana fue "prohibida".

Los cannabinoides en la marihuana, en particular los cannabinoides THC y CBD, contienen poderosos antioxidantes y propiedades antiinflamatorias, junto con algunas cualidades neuroprotectoras deslumbrantes. No solo protegen a las neuronas del sistema nervioso del daño, sino que revitalizan las células cerebrales dañadas y envejecidas.
La acumulación de neurotoxinas es un factor importante que contribuye a la enfermedad de Parkinson. El cannabis revierte esta acumulación y es fundamental para deshacerse de las toxinas y los productos de desecho del cuerpo. Además, el sistema endocannabinoide es uno de los sistemas de receptores celulares más grandes del cuerpo humano. Cuando se consume marihuana, los compuestos cannabinoides de la planta interactúan con esta red. Esto produce una cascada de efectos positivos, ya que

el sistema endocannabinoide regula todo, desde la función inmune, la movilidad, el apetito, el sueño y las funciones de memoria.

No es de extrañar, pues, que el cannabis proporcione resultados tan potentes y positivos para los enfermos de Parkinson. Hay miles de receptores de cannabinoides en los ganglios basales del cerebro, que también es un área del cerebro que es crucial para la enfermedad de Parkinson (los ganglios basales controlan las habilidades motoras, el aprendizaje de los procedimientos, las funciones cognitivas y emocionales). Los cannabinoides del THC y del CBD van directamente al cerebro, y en particular, a las áreas donde la enfermedad de Parkinson está presente para proporcionar un alivio poderoso de los síntomas.

Dónde obtener cannabis

Debido a que la marihuana sigue siendo ilegal en muchos países, incluso para fines medicinales (infórmese antes de consumirla), definitivamente tendrá que verificar primero las leyes relevantes de su país con respecto a esto. Puede ser acusado de posesión de drogas. Si vive en un estado o territorio donde la marihuana es legal, entonces no tiene nada de qué preocuparse y podrá fumar, vaporizar, utilizar el aceite de cannabis RSO, un spray de cannabis debajo de la lengua o simplemente comerlo (mezclado en su comida).

También tenga en cuenta que hay muchos estafadores que venden aceite de cáñamo / cannabis falso, así que tenga cuidado y sea consciente de esto.

Un llamamiento a la humildad de los médicos

Pero no me queda más remedio que atacar a la clase médica y política por su negativa a incorporar en sus opciones medicamentosas, a tantos y tantos remedios naturales. Les contaré mi experiencia:

"Un amigo de 77 años ingresó en una residencia de ancianos con una alta dependencia física y emocional por su avanzado Parkinson. Llevaba ya 35 años enfermo y nada de lo que le administraban lograba aliviarle ni parar la evolución de su enfermedad. Acudió a mí para saber si, en las medicinas alternativas, habría algo que, al menos, le aliviara. Hablé largamente con él, de los comienzos, la evolución, los síntomas y el tratamiento médico, obviamente ineficaz. Después, le recomendé tres productos naturales y le aseguré que: No van a aumentar los síntomas, quizá lograrían mejorarte y permitirte llevar una vida activa, y eran compatibles con la medicación. Pero, le pedí que antes de tomarlos consultara a su médico. Y así lo hizo con esta respuesta: "No conozco estos productos naturales, por tanto, le recomiendo que no los tome".
Mi amigo murió a los tres meses sin haberlo intentado."

REMEDIOS CASEROS

Aceite de coco y aceite de palma roja

El aceite de coco y el aceite de palma roja contienen sustancias llamadas cetonas. Se trata de grasas saludables (MCT o ácidos grasos de cadena media) – antaño controvertidas negativamente- que también ayudan a reparar y reconstruir el revestimiento del nervio o la vaina de mielina. Al hacer esto, se mejora la comunicación cerebral y se intensifica la función nerviosa.

La Dra. Beverly Teeter, una elogiada investigadora de la Universidad de Maryland, que se especializa en grasas dietéticas, dice que el aceite de coco es un tratamiento eficaz para el Parkinson, Alzheimer, ELA, esquizofrenia, epilepsia, autismo y EM, junto con otras enfermedades neurológicas y nerviosas. Otra investigadora, la Dra. Mary Newport, dijo que 19 pacientes de Parkinson acudieron a ella y reportaron mejoras al consumir aceite de coco todos los días. El aceite de palma roja es particularmente efectivo para la EP porque también contiene altos niveles de vitamina E reabsorbible, así como grasas cetonas saludables y antioxidantes / fitonutrientes.

ISe publicó un artículo titulado: "El aceite de coco mejora la vida de un hombre de 74 años con Parkinson". Este hombre relató: "El pasado abril, comencé a tomar aceite de coco mediante 8 dosis al día (4 con el desayuno, 2 al almuerzo, 2 en la cena). Mi esposa y mis amigos estaban asombrados de mi aparente recuperación. La razón de este patrón de dosificación es que puedo sentir un retorno de los síntomas anteriores 6-8 horas después de la última dosis, especialmente la regresión en arrastrar mi pierna izquierda y el dolor de la espalda baja. Actualmente me muevo tan rápido sobre la casa (cocina) que mi esposa y yo casi chocamos. Mi velocidad en la cinta elíptica cambió de 2 mph a 3.5 mph en pocos días (tuve que tener cuidado con esto, mis rodillas no estaban acostumbradas a este nivel de rendimiento). Tengo un buen equilibrio (me mantengo en un pie, me pongo los pantalones de pie y sin apoyo, paso con cuidado sobre objetos pequeños de 6", etc.). Puedo levantarme de cualquier silla sin ayuda, hacer ejercicios de agilidad de fútbol (desplazar a la derecha, desplazarme a la izquierda, dar un paso hacia adelante, dar un paso atrás en respuesta a los comandos aleatorios).

Las fotos pasadas y presentes muestran un cambio pronunciado en mi expresión facial. Puedo oler de nuevo. Mi osteópata ha notado una mejora pronunciada en la flexibilidad articular. La hinchazón en mi pierna izquierda ha desaparecido. Camino normalmente, pero sigo teniendo tendencia a agacharme. El dolor de espalda ha desaparecido, pero regresa rápidamente si me retraso en la dosificación. Mi médico de atención primaria ha declarado que mi mejora es milagrosa, él me llama su "ensayo clínico".

Una combinación de aceite de coco virgen y aceite de palma virgen extra es definitivamente el más efectivo, siempre que sean orgánicos. Con el aceite de coco, comience con 2 cucharadas soperas consumidas 3 veces al día con alimentos (un total de 6 por día) y aumente hasta 4 cucharadas en el desayuno, 2 en el almuerzo y 2 en la cena.
Con el aceite de palma roja, la mitad de una cucharada tomada dos veces al día con la comida es perfecta.

Cúrcuma

Un estudio reciente publicado en la revista Stem Cell Research & Therapy, encontró que los extractos en la cúrcuma, particularmente la curcumina y la recientemente descubierta Ar-turmerone, pueden regenerar "un cerebro dañado" y revertir trastornos neurológicos. Los investigadores dijeron que Ar-turmerone es "un candidato prometedor para apoyar la regeneración en enfermedades neurológicas". El investigador de la Universidad Estatal de Michigan Basir Ahmad también descubrió que un compuesto de cúrcuma puede ayudar a combatir la enfermedad de Parkinson al alterar las proteínas responsables de la enfermedad.

Otro estudio publicado en la revista Pharmacognosy encontró que la cúrcuma puede prevenir e incluso revertir los efectos tóxicos que se ejercen sobre el cerebro por la exposición al flúor. El flúor es un elemento peligroso que destruye las células cerebrales y el intrincado funcionamiento del sistema nervioso central. La intoxicación por fluoruro presente en las pastas de dientes, también se ha visto implicada en el desarrollo de enfermedades neurológicas como el Alzheimer, el Parkinson, la ELA y la esclerosis múltiple. Algunos medicamentos también contienen flúor (fluoxetina).

La cúrcuma también es una especia antiinflamatoria muy potente (de ahí que se la recomiende regularmente para la artritis). Debido a que el Parkinson es una enfermedad de tipo inflamatorio, la cúrcuma ayudará inmensamente. Una cucharada colmada de polvo de cúrcuma tomada 3 veces al día en un batido hará el efecto deseado. Solo asegúrate de combinarlo con 10-12 granos de pimienta negra para una mejor absorción (la pimienta negra aumenta la absorción de la cúrcuma). La cúrcuma también es soluble en grasas, por lo que tendrá que combinarla con un poco de aceite de coco, rojo aceite de palma o aceite de kril.

NOTA: Si le resulta difícil tomar el polvo de cúrcuma, siempre puede sustituirlo por las cápsulas de extracto de cúrcuma (curcumina), que son igual de eficaces.

Otras hierbas y complementos alimentarios

Otras hierbas y especias antiinflamatorias y antioxidantes que deben ser usadas en la cocina tanto como sea posible para ayudar a aliviar los síntomas del Parkinson, incluyen el cilantro (un poderoso limpiador de metales pesados), jengibre, pimienta de cayena, ajo, clavo de olor, romero, canela y orégano.

Chlorella y bórax

Si tiene una enfermedad neurológica como el Parkinson o el Alzheimer, no se puede exagerar la importancia de eliminar los metales pesados del cuerpo, especialmente del cerebro y el sistema nervioso. Los metales pesados se acumulan en el cerebro y el sistema nervioso a un ritmo rápido y causan daños a las vías neurológicas y la "inflamación del cerebro". El flúor (fluoruro) es uno de los peores, sin embargo, el mercurio, el plomo, el aluminio y el cadmio también son extremadamente peligrosos. Aunque la Chlorella y el bórax pueden eliminar parcialmente estos metales pesados, hay que evitar nuevas acumulaciones tóxicas.
La Chlorella es una alga azul-verde y uno de los desintoxicantes y quelantes más potentes

(eliminadores de metales pesados) que se haya descubierto. Cuando se combina con cilantro, sus beneficios se mejoran significativamente. Un estudio ruso descubrió que la chlorella, combinada con el cilantro, podía ayudar a eliminar los metales pesados del cuerpo, incluidos el flúor y el mercurio, sin efectos secundarios adversos o perjudiciales.

Se puede comprar la Chlorella en forma de polvo o comprimido y para recomendaciones de dosificación, simplemente siga las instrucciones en el envase.

Vitaminas D y E

La inflamación y la baja inmunidad son dos poderosos factores que contribuyen al desarrollo y al empeoramiento de la enfermedad de Parkinson. Tanto la vitamina D como la vitamina E, son fuertes antiinflamatorios e inmunosimpulsores. Las vitaminas D y E también protegen nuestras células cerebrales e incluso puede ayudar a las neuronas dañadas a regenerarse. Una deficiencia de estas vitaminas clave también se ha relacionado con dificultades cerebrales, como mala memoria y capacidad de recuperación.

Con respecto a la EP, un estudio de 157 pacientes con Parkinson encontró que la gran mayoría de ellos tenían deficiencias de vitamina D de severas a crónicas. Los hallazgos, publicados en Archives of Neurology en marzo de 2011, revelaron un fuerte vínculo entre los niveles inadecuados de vitamina D y la aparición de la enfermedad de Parkinson temprana.

En 2002, se publicó otro estudio en Archives of Neurology que siguió el declive mental de 3.000 hombres y mujeres diagnosticados con la enfermedad de Parkinson durante un período de 7 años. El estudio encontró que los participantes cuya ingesta suplementaria de vitamina E era más alta, experimentaron una reducción del 36% en la gravedad de sus síntomas en comparación con el resto del grupo. Otro estudio, que apareció en la revista en línea Lancet Neurology en 2005, demostró que la vitamina E realmente puede prevenir el desarrollo de la enfermedad de Parkinson.

La vitamina D se obtiene mejor del sol, sin embargo, dependiendo de dónde se viva, esto no siempre es práctico. Además, los rayos ultravioleta del sol pueden ser dañinos. La siguiente forma más eficiente es con suplementos de vitamina D3. Se necesitan al menos 5000 UI de vitamina D por día según el experto en vitamina D, el Dr. Cedric Garland No obstante, hay quien habla de 8000 UI diarias.

Un suplemento de vitamina D3 con K2 añadido para una mejor absorción, es la forma garantizada de obtener la vitamina D que necesita en la cantidad requerida.

La vitamina E en el aceite de palma es altamente reabsorbible, la más absorbible de su tipo, y además viene con el beneficio adicional de las grasas cetonas (MCT) y los ácidos grasos esenciales.

Magnesio

El magnesio es vital para la salud de todo el sistema nervioso, especialmente la capa protectora que rodea los nervios (mielina). También es esencial para la producción de dopamina y ayuda a proteger las neuronas dopaminérgicas de la sustancia negra de la degeneración. Además de esto, nuevas pruebas muestran que los niveles bajos de magnesio en el cerebro provocan una acumulación de metales pesados, un factor importante en el desarrollo del Parkinson.

En un ensayo reciente, 30 epilépticos recibieron 450 mg de magnesio diariamente y esto controló con éxito sus ataques. Si el magnesio puede ayudar a los pacientes de epilepsia, sin duda puede ayudar a los enfermos de Parkinson. La Dra. Carolyn Dean, reconocida mundialmente como experta en magnesio, tiene la enfermedad de Parkinson y Alzheimer en su lista de "las 55 principales enfermedades causadas por una deficiencia de magnesio" y afirma que el magnesio es 100% esencial para la prevención y el tratamiento de estas enfermedades.

Yodo

El investigador Dr. James Howenstein, dice:

"El yodo se encuentra en grandes cantidades en el cerebro y el cuerpo ciliar del ojo. La falta de yodo puede estar involucrada en la producción de la enfermedad de Parkinson y el glaucoma".

Al igual que el magnesio, el yodo también es crucial para la salud de los nervios, la función de la glándula tiroides, la producción normal de dopamina y la eliminación de metales pesados del cerebro. El yodo debe estar particularmente concentrado en la sustancia negra, sin embargo, en pacientes con Parkinson no lo está. Rectificar esto y llevar los niveles de yodo nuevamente a donde deberían estar, casi siempre proporciona una gran mejora a los pacientes con Parkinson y sus síntomas acompañantes.

En el cerebro, el yodo se concentra en la sustancia negra, un área del cerebro que se ha asociado con la enfermedad de Parkinson".

Ácidos grasos omega-3 (EPA Y DHA)

Los ácidos grasos omega-3 extraídos de animales, son un arma poderosa en la lucha contra la enfermedad de Parkinson. Uno de los principales ácidos grasos, el DHA, es uno de los componentes esenciales del cerebro humano. La mitad del cerebro y ojos están compuestos de grasa, y una gran proporción de esto es grasa DHA.

Los ácidos grasos omega-3 tienen la capacidad única de cruzar la barrera hematoencefálica, algo que la mayoría de los medicamentos convencionales no pueden hacer. Ayudan a aumentar los niveles de dopamina y a reducir la neuroinflamación en el cerebro, mientras que, al mismo tiempo, estimulan el crecimiento de las neuronas. Básicamente, EPA y DHA ayudan a prevenir el daño de las células cerebrales y mantienen el sistema nervioso en buen estado.

Las mejores fuentes de omega-3 de origen animal son el aceite de pescado, el aceite de hígado de bacalao o el aceite de kril, este último por contener astaxantina, un nutriente antioxidante, un alimento para el cerebro que se ha demostrado que previene la neurodegeneración y la inflamación. Lo mismo ocurre con el aceite de hígado de bacalao.

No existe "sobredosis" con estos suplementos, por lo que no hay nada de qué preocuparse. También es útil comer pescado graso de agua fría como el salmón, el atún, la caballa, las sardinas o el arenque, 3-4 veces por semana para un suministro adicional de DHA y EPA.

Té verde (green tea)

El té verde contiene teanina, un nutriente que aumenta niveles de dopamina en el cerebro, y antioxidantes polifenólicos (EGCG) que ayudan a combatir los radicales libres. Tres estudios separados encontraron que beber té regularmente puede retrasar o prevenir el desarrollo de la EP. Un estudio retrospectivo también encontró que beber tres o más tazas de té al día puede retrasar la aparición de los síntomas motores. Y un estudio de 2007 descubrió que los polifenoles del té verde protegen las células del cerebro y las neuronas de la dopamina, y este efecto positivo aumenta a medida que se consume más té verde.

Una taza de café fuerte a primera hora de la mañana se cree que es efectiva para reducir los síntomas de la enfermedad de Parkinson, sin embargo, le recomendamos que se quede con el té verde por la teanina.

Ejercicio y otras terapias alternativas

Se ha demostrado que el ejercicio regular ayuda a los enfermos de Parkinson al reducir la rigidez muscular, aumentar la movilidad y mejorar la postura y el equilibrio. El ejercicio también aumenta los niveles de oxígeno y los neurotransmisores, junto con la liberación de sustancias químicas potentes que elevan el estado de ánimo llamadas endorfinas.

El tipo de ejercicio realizado para PD es crucial. Los ejercicios aeróbicos acuáticos pueden ser particularmente útiles, ya que el ejercicio tradicional suele ser bastante difícil para muchos enfermos de Parkinson. La disminución muscular, la pérdida de fuerza, la rigidez y la pérdida de equilibrio pueden dificultar la realización de ejercicios convencionales.

Lo mejor de los aeróbicos acuáticos es que tienen los mismos beneficios que otros regímenes de ejercicio, pero se elimina el riesgo de caídas.

Otros tipos de ejercicios que pueden ser beneficiosos para los que sufren de EP incluyen Tai Chi, Yoga, baile, caminata, clases de ejercicios aeróbicos / jazz y estiramiento general.

Acupuntura

Además del ejercicio regular, no descarte otras terapias alternativas útiles como la acupuntura. La investigación del Grupo de Investigación de Enfermedades Neurodegenerativas del King's College en Londres, descubrió que la acupuntura puede ayudar a aliviar los síntomas de la enfermedad de Parkinson, bastante considerablemente en algunos casos.

Y una revisión del estudio sobre acupuntura y enfermedad de Parkinson declaró... "La terapia de acupuntura ralentiza el proceso de muerte celular y atenúa el estrés oxidativo a las neuronas dopaminérgicas en la sustancia negra. Además, la terapia de acupuntura modula la actividad neuronal de las estructuras de salida de ganglios basales".

Alimentos que debe evitar: alimentos que debe comer:

Hay ciertos alimentos que se sabe empeoran los síntomas del Parkinson y ciertos alimentos que se sabe que ayudan. El defensor de la salud, el Dr. Joseph Mercola, dice que la enfermedad de Parkinson se relaciona principalmente con las malas elecciones de estilo de vida, especialmente los malos hábitos alimenticios.

Los alimentos y líquidos que debe comer y beber más incluyen:

Beba agua filtrada o solarizada

El agua filtrada limpia y ayuda a eliminar las toxinas del cuerpo y a hidratar las células (incluidas las cerebrales). Intente y trate de beber al menos dos litros de agua todos los días, pero no lo haga de aguas que contengan fluoruro tóxico y otros productos químicos y metales pesados. Y siempre mejor durante las comidas, así hidratará los alimentos y absorberá mejor los nutrientes.
El agua solarizada es también una buena opción. Ponga una botella de cristal azul oscuro al sol, destapada para eliminar el cloro, y déjela así al menos una hora. El aumento de los grados Kelvin que produce la luz solar, desinfecta el agua y la dinamiza.

Alimentos integrales y alimentos crudos

Coma bastantes bayas orgánicas, verduras de hoja verde, pescado, huevos, nueces y semillas como chía y linaza, junto con muchas hierbas y especias.

Minerales y oligoelementos

Los minerales y los oligoelementos son 100% vitales para el funcionamiento saludable del sistema nervioso y el cerebro. Debido a que hoy en día ya no hay suficientes minerales esenciales en nuestra cadena alimenticia, debe asegurarse de recibir los 80 o más minerales traza (oligoelementos) esenciales que nuestros cuerpos necesitan todos los días por medios distintos de los alimentos. La sal del Himalaya es una buena opción especialmente rica en magnesio y yodo, dos minerales que son cruciales para todas las personas que padecen Parkinson. Al tratarse de una sal que había estado presente en el agua del mar hace millones de años, es altamente saludable.

Coma alimentos ricos en L-tirosina y vitaminas del grupo B

Tanto la tirosina (un aminoácido) como el ácido fólico (vitamina B9), ayudan a aumentar los niveles de dopamina. Las vitaminas del grupo B también se han demostrado en estudios era eficaz o necesaria para frenar la progresión de enfermedades relacionadas con la demencia, como el Alzheimer y el Parkinson. Los alimentos que son ricos en estos valiosos nutrientes incluyen; plátanos, pescado, huevos, pollo, pavo, remolacha roja, col rizada, manzanas, fresas y arándanos, sandía, cerezas, almendras, frijoles y yogurt natural.

Consuma muchos prebióticos

Se necesitan buenas bacterias intestinales para obtener una inmunidad fuerte y una función digestiva saludable, lo que a su vez produce una función cerebral y nerviosa saludable. Puede aprender a preparar sus propios alimentos ricos en prebióticos como el kéfir, el chucrut, la kombucha...

Hongos Reishi

Los hongos Reishi son potentes reforzadores del sistema inmune y contienen potentes propiedades neuroprotectoras. También el Cordyceps, Maitake y Shiitake.

Los alimentos que debe evitar o no comer incluyen

Productos lácteos procesados:
La leche, el queso con lactobacilos en lugar de con fermentos o mohos, la crema y el yogur pasteurizados se adhieren al revestimiento del intestino y evitan la absorción de nutrientes. Use alternativas más saludables como leche de avena o de almendras.

Ácidos grasos trans

Margarina, productos horneados, comida rápida, comida para llevar, junto con aceites refinados (especialmente los que se encuentran en estantes de supermercados en botellas transparentes) están llenos de ácidos grasos trans que destruyen el cerebro y generan radicales libres.

Bebidas dietéticas y productos dietéticos

Una gran cantidad de las bebidas dietéticas y productos dietéticos en el mercado contienen aspartamo. Este edulcorante artificial altamente tóxico ha sido implicado repetidamente en el desarrollo de trastornos cerebrales y del sistema nervioso tales como Alzheimer, ELA, esclerosis múltiple y Parkinson.

Azúcares procesados

El azúcar refinado interrumpe la química cerebral al alterar los niveles de dopamina. También hace que las plaquetas sanguíneas sean pegajosas y restringe la circulación a ciertas áreas del cerebro.

Gluten

El Gluten se ha relacionado repetidamente con trastornos cerebrales y problemas de aprendizaje. No parece ser bien tolerado por el cuerpo, por lo que es mejor dejar fuera de su dieta todos los alimentos que contienen gluten, especialmente todos los productos de trigo.

Toxinas y pesticidas ambientales

Aunque no siempre es fácil, hay que evitar las toxinas ambientales y los pesticidas que provienen del humo del cigarrillo, el humo del motor, la contaminación de fábrica, pintura y gases de pegamento, aerosoles, limpiadores domésticos, herbicidas.
Hay un largo camino para mejorar los síntomas de la enfermedad de Parkinson.

Pregnenolona

La pregnenolona es una hormona esteroide que también es producida directamente por el cerebro, por eso se define como un neuroesteroide. La hormona ACTH o adrenocorticotropa, estimula directamente la producción de pregnenolona a partir del colesterol. Igualmente, bioquímicamente, la LH (hormona luteínica) produce en primer lugar aumento de pregnenolona y secundariamente de testosterona y estradiol, vía progesterona.

Este neuroesteroide es también sintetizado por otros órganos como el hígado, las glándulas suprarrenales, los testículos, los ovarios y la piel, aunque será el metabolismo del colesterol lo que determine su producción y efectividad.

La estructura química de la pregnenolona es 3-alfa-idrossi-5-beta-pregnen-20-one y se sintetiza de esta manera: la adenohipófisis secreta la hormona ACTH, que llega a la región cortical de las glándulas arenales y estimula la producción de cortisol. Este último se une a la proteína StAR en la membrana externa de las mitocondrias y se interna; allí, la enzima citocromo P450scc corta la cadena de cortisol, por lo que la pregnenolona se produce.

La pregnenolona lleva a cabo varias funciones cerebrales, como neuroprotección, neuroplasticidad y neurogénesis, regulando además, el estado de ánimo y la memoria. Todas estas funciones son posibles gracias a las relaciones que la pregnenolona establece con algunos de los neurotransmisores más importantes. De hecho, se conecta a receptores GABA, receptores NMDA y receptores sigma-1.

Se ha demostrado que la pregnenolona está relacionada con algunas enfermedades neurológicas y psiquiátricas importantes y, en realidad, algunos científicos plantean la hipótesis de que también podría ser útil para la farmacoterapia de estas enfermedades.
Al obtenerse a partir del metabolismo del colesterol (hay que tenerlo en cuenta al tomar reductores del colesterol), presenta un potencial muy variado como precursor de numerosas e importantes hormonas naturales. Es también la sustancia básica para la producción de hormonas sexuales (estrógenos, testosterona), las hormonas del estrés (cortisona, cortisol) y de la DHEA (un andrógeno). Teniendo en cuenta que la cantidad de Pregnenolona producida por el organismo desciende con la edad, las funciones metabólicas que dependen de hormonas esteroideas se verán de la misma forma reducidas.

Se recomienda en:

Enfermedades inflamatorias de las articulaciones (artritis).
Cansancio crónico, estrés y agotamiento
Depresiones, estados de ansiedad e insomnio.
Memoria. Protege contra los problemas de la función cerebral y de las demencias asociadas con la edad, como por ejemplo la enfermedad de Alzheimer y el Parkinson.
Puede ser así eficaz contra la diabetes.

Aplicación en la enfermedad de Parkinson

En este momento, solo disponemos de una pequeña cantidad de información sobre la relación entre la pregnenolona y la enfermedad de Parkinson; tal situación se debe al hecho de que una posible relación entre ellos nunca se tuvo en cuenta hasta hace algunos años.
Sin embargo, se ha notado que también en la enfermedad de Parkinson los niveles de pregnenolona son más bajos de lo normal, lo que significa que el neuroesteroide está involucrado en la patología que estamos tratando.
Además del Alzheimer, la enfermedad de Parkinson se caracteriza por estructuras anatómicas anómalas que conducen a la degeneración de los circuitos neuronales de la dopamina. En materia de Parkinson, se sabe que el área dañada es la sustancia negra, sea la parte compacta o la parte reticulada. La sustancia negra es una parte hetereogénea del mesencéfalo y se considera un elemento imprescindible en el correcto funcionamiento de los ganglios basales.

En la parte compacta, las neuronas que se ubican en esta zona están directamente relacionadas con el aprendizaje.
En la parte reticulada, las neuronas se encargan de la orientación y la oculomoción.

La forma en que la pregnenolona funciona positivamente en los síntomas del Parkinson aún no está clara, aunque podemos adelantar algunas hipótesis al respecto: el neuroesteroide podría actuar sobre la patología a través de sus propiedades neuroprotectoras y neurogénicas, además de la influencia que ejerce sobre los receptores sigma 1, responsables de la regulación de la liberación de dopamina. Como consecuencia, está claro que la pregnenolona no solo podría aliviar los síntomas, sino también retrasar el avance de la enfermedad.

Conclusión

El sulfato de pregnenolona muestra una propiedad antiinflamatoria interesante y, secretada localmente en el cerebro por las células de microglia, puede jugar un papel prometedor en la enfermedad neurodegenerativa.
El objetivo de este razonamiento es comprender la forma en que la pregnenolona está involucrada en la neurotoxicidad, examinando principalmente la relación entre este neurosteroide y la neuroprotección. Es razonable observar cómo la pregnenolona puede ser útil en terapias farmacológicas para algunas enfermedades neurológicas importantes cuyo inicio, avance y exacerbación están muy influenciadas por la neurotoxicidad y los procesos de neurodegeneración.

Pero antes de considerar cómo la pregnenolona puede usarse para tratar algunas enfermedades neurológicas o psiquiátricas importantes, debemos evaluar su influencia sobre algunos neurotransmisores:

GABA (ácido gamma aminobutírico)

Se trata de un neurotransmisor inhibitorio, lo que significa que ralentiza las funciones mentales y produce relajación en situaciones de estrés o insomnio. La pregnenolona se une al receptor de GABA llamado GABA A y luego puede ejercer dos funciones opuestas: si es pregnenolona simple, actuará como un agonista, alentando la recaptación de neurotransmisores; en el otro lado, el sulfato de pregnenolona actúa como un antagonista, lo que significa que inhibe la recaptación y la acción consecuente de GABA.

NMDA (N-metil-D-aspartato);

Este receptor está presente en la sinapsis neuronal, que participa en la regulación del potencial excitatorio postsináptico, teniendo un rol preponderante en la plasticidad neuronal, el aprendizaje y la memoria. También está involucrado en la patogenia de enfermedades neurológicas como la epilepsia, el accidente cerebrovascular, enfermedades neurológicas degenerativas tales como Parkinson, Huntington y Alzheimer y la esquizofrenia.
Existe una relación importante entre los receptores de pregnenolona y glutamato. El sulfato de pregnenolona actúa como un antagonista sobre los receptores NMDA; como consecuencia, favorece que los iones de calcio ingresen al compartimiento postsináptico y mejora la fijación de la memoria.

Además, la pregnenolona mantiene el equilibrio entre GABA y glutamato debido a la influencia que ejerce sobre ellos, favoreciendo la neuroprotección.

SIGMA 1

Este receptor está involucrado en el proceso de liberación de calcio y puede influir en los fenómenos psiquiátricos como la esquizofrenia y la depresión, debido a su acción sobre la dopamina. Varias funciones neurológicas ejercidas por la pregnenolona en el sistema nervioso central, son mediadas por la estimulación de estos receptores. Algunos estudios demuestran que los receptores SIGMA 1 podrían tener una función antipsicótica. Esto se debería al hecho de que estos receptores son antagonistas de la dopamina, que es la responsable de los síntomas positivos de esquizofrenia.

Otros productos naturales

El tratamiento aconsejado incluye el uso continuado del Própolis (no sabemos la acción clara en esta enfermedad), y Onagra. Entre las plantas medicinales se recomiendan Ginseng, Damiana, Anamú y avena.

Los aminoácidos tirosina y fenilalanina son precursores de la dopamina, y se encuentran disponibles en fuentes de alimentos de proteínas y suplementos. Sin embargo, y puesto que las proteínas interfieren con la absorción de levodopa, su ingesta debe limitarse a una comida cuando se está administrando el medicamento.
La vitamina B6, zinc, y la DHEA (Dehidroepiandrosterona) una hormona suprarrenal, también se ha demostrado que aumentan la formación

de la dopamina en el cerebro, pero son incompatibles con la medicación.

Si se utiliza levodopa, la vitamina B6 debe ser tomada 3-4 horas después de la última dosis, ya que esa vitamina, en algunos casos, puede causar que la levodopa no pueda actuar en la producción de dopamina.

"Hay tantos factores celulares implicados con Parkinson que tenemos que contar con todos los medios de apoyo para luchar contra la enfermedad", señala Eric Braverman, MD, director del PATH médica basada en la ciudad de Nueva York y experto en enfermedades relacionadas con el cerebro. "La nutrición no puede ser subestimada, y hay una dieta entera a disposición de los pacientes de Parkinson. Aun cuando los médicos no sabían qué era la dopamina, se trataban los síntomas del Parkinson con una dieta rica en habas (una fuente natural de levodopa), y ayudaron."

Elementos quelantes

Un aspecto importante en el tratamiento de la enfermedad de Parkinson está reduciendo el estrés oxidativo, y los enfoques alternativos son fundamentales en este sentido. La infusión intravenosa de quelantes elimina el hierro en el cerebro y otras toxinas que contribuyen a la formación de radicales libres.

Los antioxidantes también actúan como agentes quelantes, y se consiguen los mejores resultados cuando se utiliza una combinación. Las alternativas incluyen las vitaminas C y E, polifenoles encontrados en el té verde y negro, bioflavonoides que proporcionan los colores rojo, rosa y morado en flores, frutas y verduras, antociamidas de extracto de semilla de uva, tocotrienoles de aceite de palma, y la curcumina.

Glutatión

De particular interés en la enfermedad de Parkinson es el papel del glutatión, un tripéptido que proviene del aminoácido esencial metionina.

El glutatión se encuentra en las células de todos los organismos vivos. Mil millones de años antes de que la vida apareciera en la tierra, cuando la atmósfera era gaseosa y tóxica, las células tenían que incorporar antioxidantes como el glutatión para sobrevivir. El glutatión también ayuda con el transporte de aminoácidos a través de las membranas celulares.

El glutatión no es fácilmente obtenible a partir de fuentes de alimentos, pero está disponible en suplementos y puede introducirse directamente a través de una infusión.

Los niveles adecuados de glutatión en el cuerpo dependen de los aminoácidos cisteína, glicina y ácido glutámico. De éstos, sólo la cisteína siempre parece estar escasa. La cisteína se deriva de la metionina, un aminoácido esencial que transporta grupos metilo y azufre en el cuerpo para formar proteínas.
Para garantizar una adecuada dosis de glutatión, hay que comer alimentos ricos en azufre, tales como yemas de huevo, pimientos rojos y cebollas. Otra forma de aumentar los niveles de glutatión es complementar la cisteína del cuerpo con N-acetilcisteína o L-cisteína.

Otros productos

El soporte metabólico para las mitocondrias se ha demostrado que mejora con Q10, fosfatidilserina y acetil-L-carnitina Un estudio reciente vincula la creatina, un compuesto proveniente de la metionina, glicina y arginina, con el metabolismo de las mitocondrias.

Antiinflamatorios

En cuanto a las alternativas antiinflamatorias de venta libre, las opciones son muchas. Los medicamentos no esteroides antiinflamatorios (AINE) como la aspirina y el ibuprofeno, han demostrado eficacia en la enfermedad de Parkinson. Los tés verdes y negros también reducen la inflamación, al igual que las hierbas como el harpagofito y la albahaca santa.

La medicina tradicional china utiliza el extracto de la "enredadera del dios del trueno" *Tripterygium wilfordii*, para tratar trastornos que cursan con inflamación o con una respuesta excesiva del sistema inmunitario. Es utilizado desde hace miles de años por la medicina tradicional china para paliar diversos síntomas como la fiebre, escalofríos, edema... Diferentes estudios han demostrado su utilidad a la hora de tratar los síntomas de enfermedades muy diversas como el cáncer, la hepatitis crónica, problemas cutáneos o espondilitis.
Un estudio llevado a cabo por científicos del Union Medical Hospital de Pekín, en colaboración con la Academia China de Ciencias Médicas y publicado en el British Medical Journal, comprobó las mejoras experimentadas por pacientes afectados de artritis reumatoide tratados con el extracto de esta planta

medicinal, respecto a los que solo fueron tratados con metotrexano, un fármaco ampliamente utilizado para aliviar los síntomas de esta enfermedad.

De los 207 pacientes estudiados, un grupo fue tratado con el extracto de la hierba, otro con metotrexano y otro con una combinación de ambos. Tras seis meses de tratamiento, el grupo de pacientes sometidos al tratamiento con metotrexato mostró una reducción de los síntomas –como dolor o limitación de movimientos- en un 46,4%, los pacientes tratados con el remedio chino presentaron una disminución del 55,1%, mientras que los que recibieron el tratamiento combinado, experimentaron una reducción de los síntomas en un 76,8%.

El magnesio y el aminoácido triptófano, que se encuentra en los plátanos y la leche, mitigan la discinesia que puede ocurrir con las terapias de dopamina.

Con tantas alternativas naturales para el alivio de los síntomas de la enfermedad de Parkinson, los tratamientos médicos más serios pueden posponerse hasta que sea absolutamente necesario, como se describe a continuación:

Plantas y alimentos con Levodopa

Mucuna pruriens

La planta que probablemente se asocia mas a levodopa son los frijoles de habas (fava). Sin embargo, otras plantas/yerbas también contienen levodopa.

Además de los frijoles de fava, otro planta es la Mucuna pruriens (fríjol terciopelo), la cual se consigue en tabletas y algunos pacientes lo toman.
El polvo de las semillas de Mucuna pruriens contienen altas concentraciones de levodopa, y de largo uso en medicina tradicional ayurvédica de la India para enfermedades como el parkinson y el alzheimer. En gran cantidad (30 g/dosis) ha mostrado ser igualmente efectiva en el tratamiento del Parkinson como pura medicación levodopa/carbidopa, pero no hay datos de eficacia a largo plazo y tolerabilidad. Otro beneficio de Mucuna es que puede incrementar la producción de hormona humana del crecimiento, siendo sus extractos comúnmente vendidos como reconstituyentes. Tiene efectos diuréticos, incrementa la resiliencia tisular y mejora la coordinación.
También contiene dimetiltriptamina (DMT) y dietiltriptamina (DET), dos potentes enteógenos de propiedades psicotrópicas.

Históricamente, Mucuna ha sido usada como afrodisíaco. Aún se lo sigue usando para incrementar la libido en los dos sexos, debido a sus propiedades de inducción de dopamina, la cual tiene una profunda influencia en la función genital.

Otras yerbas con levodopa son:

Vigna aconitifolia, Vigna unguiculata, Vigna vexillata, Prosopis chilensis, Pileostigma malabarica, Phanera vahlis, Parkinsonia acculeata, Macuna urens, Canvavalia glandiata, Cassia floribanda, Casia hirsute y Dalbergia retusa etc.

Escarola

Una dieta pobre en ácido fólico favorece el desarrollo de síntomas neurológicos semejantes a los del Parkinson. La escarola, las espinacas y los grelos son tus mejores aliados. Y si quieres un toque exótico, prueba a echar en tus ensaladas algas wakame frescas, aguacate y brotes de soja.

Café

Tomar un café al día influye en el Parkinson... para bien. El café contiene ácidos clorogénicos y melánicos, unos poderosos antioxidantes que combaten el estrés oxidativo.

Cúrcuma

Esta especia es la aliada perfecta del cerebro. Según un estudio de la Universidad John Hopkins (EE.UU.) la degeneración celular del Parkinson está vinculada a la inflamación y la curcumina protege a las células nerviosas gracias a sus propiedades antiinflamatorias.

Té verde

El secreto de su éxito se encuentra en sus polifenoles antioxidantes que protegen las neuronas. Además, investigaciones recientes han demostrado que este efecto es progresivo, es decir, cuanto más té verde se bebe, más protegido se está de esta enfermedad.

Manzana

Comer una manzana roja al día protege contra el Parkinson. ¿Por qué? De nuevo los flavonoides son los responsables, en este caso unos llamados antocianinas. Estos antioxidantes mejoran la supervivencia y la diferenciación neuronal y regulan los mecanismos de neuroinflamación.

Otras frutas

Las naranjas, las uvas y las bayas rojas.

Oligoterapia:

El cobre orgánico es también de gran ayuda.

Nutrientes:

La lecitina, el polen, las vitaminas B-6, B-15 y el ácido pantoténico.

Homeopatía:

Manganum aceticum CH6, Magnesium phosphoricum CH6, Kalium phosphoricum CH6, Silicea CH12. También, gelsemiun, Rhux toxicodendron o Mercurius.

CAPÍTULO 9

MEDICINA AYURVÉDICA

PLANTAS MEDICINALES INDIVIDUALES

Fármaco	Dosis	Vehículo	Duración
Ashwagandha (Withania somnifera) Polvo	3-5 gm	Leche	15 días
Mucuna pruriens Polvo / Pasta	5-10 gm	Después de comer con leche	15 días
Beleño negro (Hyoscyamus niger L.) Polvo	1-3 gm	Agua tibia	15 días
Bala (Sida cordifolia) Polvo de raíz	5 g de leche	Leche	15 días
Ajo (Allium sativum)	30-50ml	Agua / leche	15 días
Brahmi (Bacopa monnieri)	5-10 ml	Agua	15 días

Formulaciones

Fármaco	Dosis (por dosis)	Vehículo	Duración
Dashamula kvatha	10-20ml	Agua	15 días
Brahmi vati	250-500mg	Agua	15 días
Simhanada guggulu	1-1.5 gm	Agua tibia	15 días
Vatari guggulu	1-1.5 gm	Agua tibia	15 días
Koµncha beeja paka	5-10 gm	Leche / agua	15 días
Brahma rasayana	10 gm	Leche	15 días
Balarishta	12-24 ml	Wate	15 días
Ashvagndharishta	12-24 ml	Agua	15 días
Dashamularishta	12-24 ml	Agua	15 días
Chaturbhuja rasa	125-250 mg	Triphala kvatha / miel	15 días

Inicialmente 2 veces en un día después de la comida durante 15 días, seguido de la condición del paciente y la dirección del médico.

NOTA: Fuera de los medicamentos mencionados anteriormente, el médico puede recetar cualquiera de los medicamentos o en combinación.

La duración del tratamiento puede variar de un paciente a otro. El médico debe decidir la dosis y la duración de la terapia en función de los hallazgos clínicos y la respuesta a la terapia.

Prácticas yóguicas

Las siguientes prácticas yóguicas son beneficiosas en la enfermedad de Parkinson; sin embargo, deben realizarse solo bajo la guía de un terapeuta de yoga calificado. La duración debe ser decidida por el terapeuta.

1. Práctica de Pranayama (Anuloma viloma, Nadi shuddhi, Bhramari) y meditación junto con la práctica de Yama y Niyama.
2. Asanas para corregir los desequilibrios posturales, posturas que soportan peso para controlar los temblores.
3. Técnica de relajación profunda y Yoga Nidra.

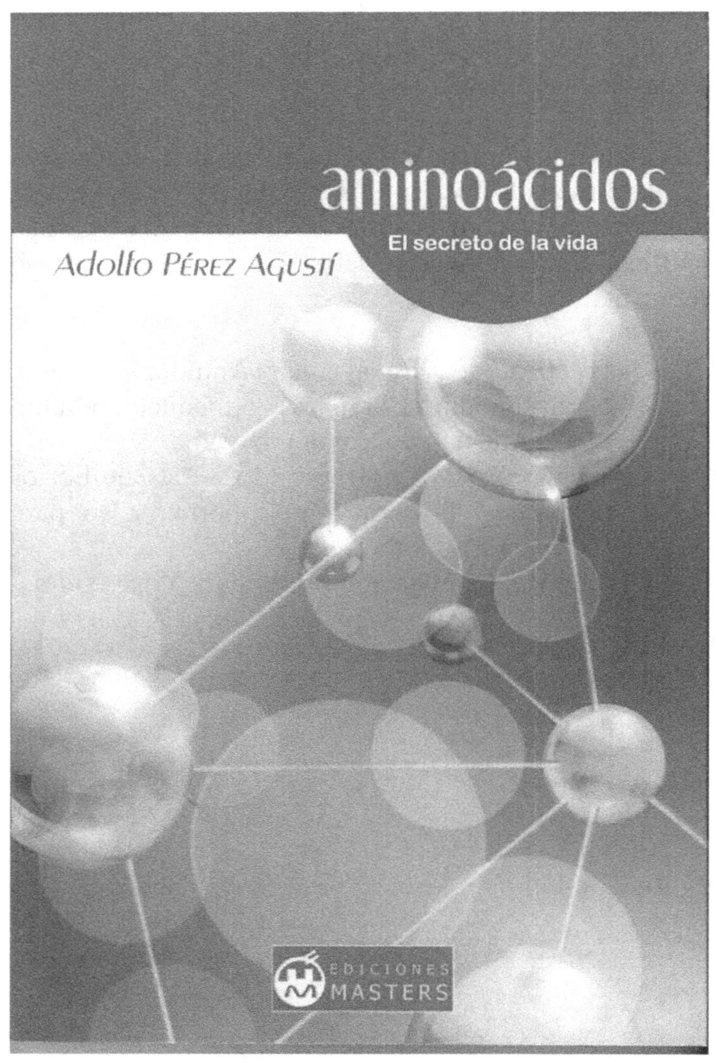

aminoácidos
El secreto de la vida
Adolfo Pérez Agustí
EDICIONES MASTERS

ANTIOXIDANTES Y ENZIMAS

Adolfo Pérez Agustí

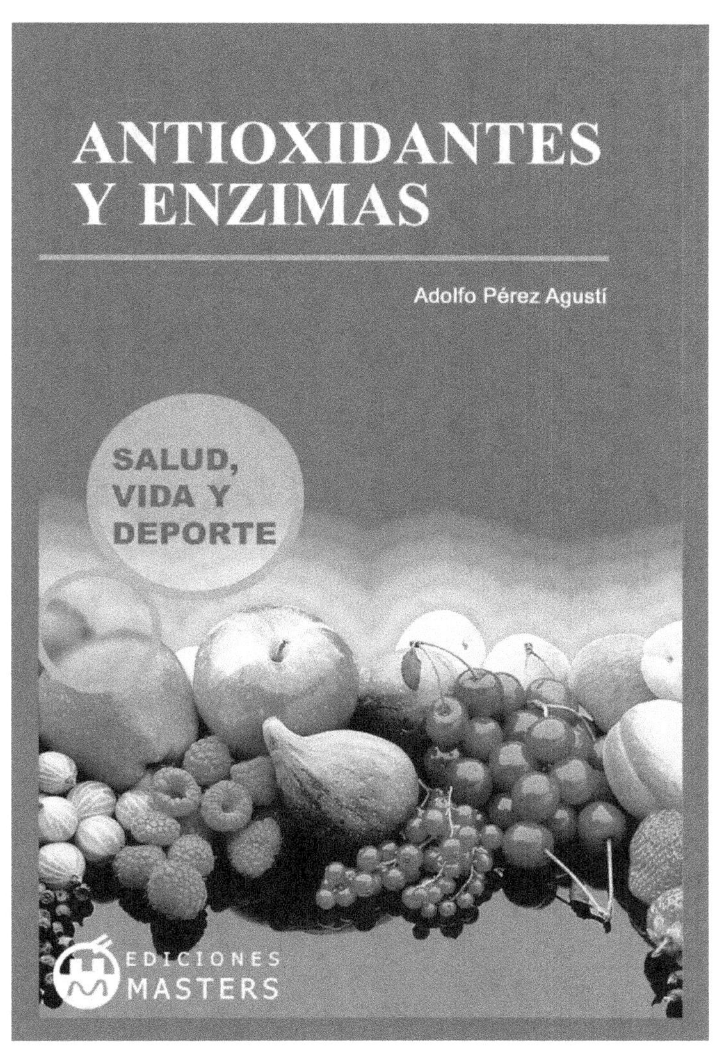

CONTAMINACIÓN ELECTROMAGNÉTICA

Tratamiento de la hipersensibilidad electromagnética

ADOLFO PÉREZ AGUSTÍ

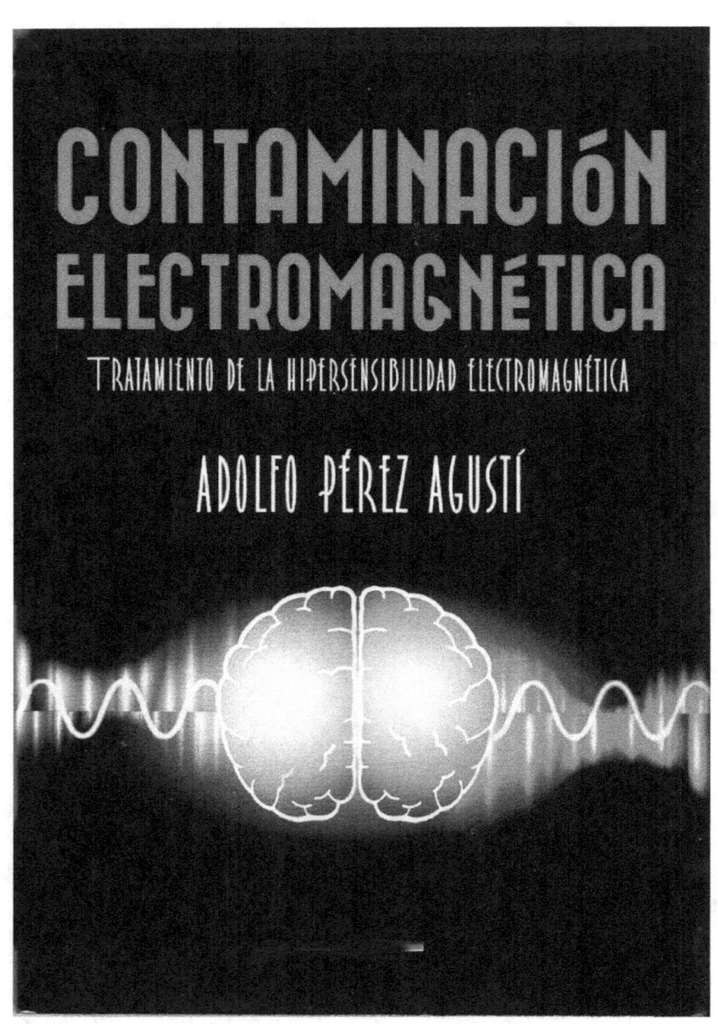

INTOXICACIÓN POR METALES

METALES PESADOS
METALOIDES
NO-METALES
Y OTROS

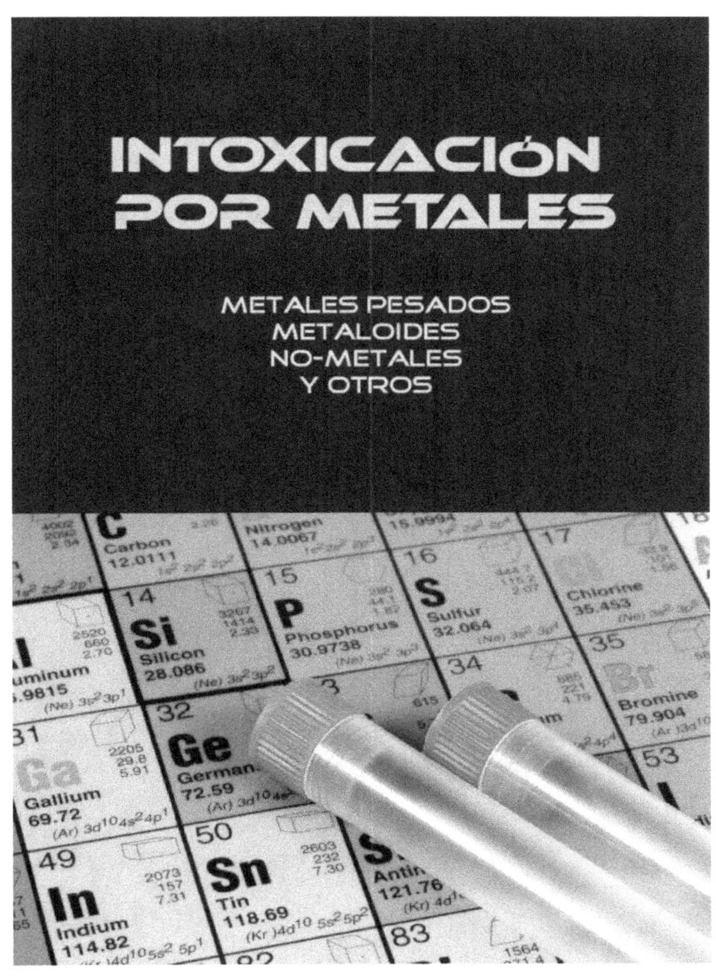

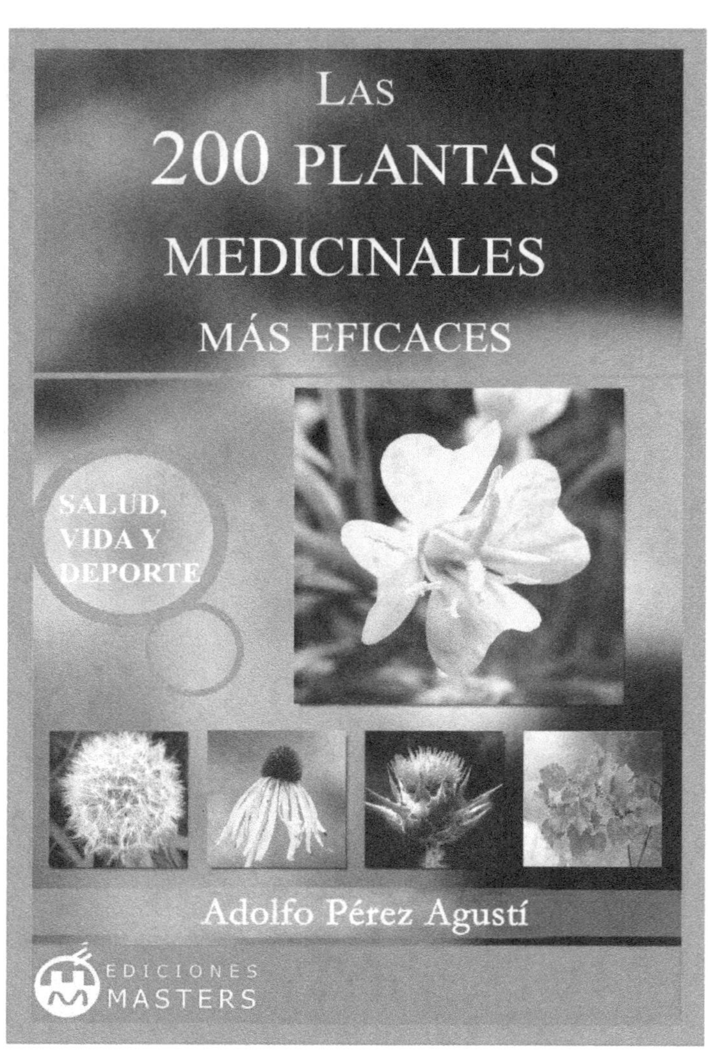

LAS
200 PLANTAS
MEDICINALES
MÁS EFICACES

SALUD,
VIDA Y
DEPORTE

Adolfo Pérez Agustí

EDICIONES
MASTERS

9 798645 692582